精神に病を
もつ人の看取り

その人らしさを支える手がかり

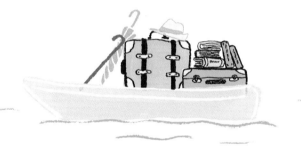

編著

田代 誠　石田正人　田辺有理子　白石美由紀

精神看護出版

はじめに

　精神医療は長期入院患者の地域移行の促進，新たな長期入院の予防に力を注ぎ，入院期間の短縮化を推し進めてきました。手厚い精神科入院医療として精神科救急の確立，薬物療法の目覚しい進歩，地域で生活するための場の確保や精神科訪問看護ステーションの開設など，まさに精神保健医療福祉の改革ビジョンで求められた「入院医療中心から地域生活中心へ」が展開されています。精神科病院の在院日数は短縮され，精神病床の削減がされてきました。かつて収容型と呼ばれた精神科病院は，この20年で大きな変化を遂げました。

　そのなかでも退院ができないまま現在にいたってしまった患者，入院をくり返しいつの間にか長期入院となってしまった患者が入院し続けているのも事実です。日本の精神科病院では，約3.5万人もの方が20年以上の超長期入院となっており，高齢化しています。この背景には患者の病状，家族関係といった問題だけでなく，彼らのセルフケアを阻害する看護も実践されていたという事実も無視できません。

　とはいえ，精神科看護師たちは何年もの長い間，患者と同じ空間，同じ時間をともに過ごしながら，患者―看護師関係を深め，精神科看護としての専門性は何かを模索していたのです。何年も側に寄り添いながら，患者の老いと自分の老いを感じながら，日々，何をすべきなのかを問い，変わらない日常，変わらない精神科ケアの脱却をめざしてきました。長期・超長期にある患者と触れ合い，語り合い，笑い合い，時には罵倒されたり，暴力を受けたりしながら「精神科看護」を実践から身につけてきました。

3

こうした精神科看護や対人関係の本質を教えてくれた患者らは，いま，身体合併症また老衰によって精神科病院でひっそりと亡くなっています。言い換えれば「やっと退院できた」のです。精神科病院で生活を続けてきた延長線上に「老い」と，彼らに訪れる「死」が待っていたのです。これは，精神科病院のなかで，終末期医療と看護がひっそりと実践されているということです。つまり終末期医療と看護にとまどい，葛藤や不安，怒りなどさまざまな感情が医療者のなかにあふれていて，この感情が解決されないまま患者を看取り，別離を体験しているのです。

　このような現状の只中にいると，「いったい長期入院患者が精神科病院で亡くなるということはどういうことか」「長期入院患者を看取るとはどういうことか」という問いが生まれます。つまり，長期入院患者が最期まで「その人らしく」「尊厳をもって」「本人の意思が尊重」されながら生きることをどのように支えるかという問題・課題に精神科看護師は直面しているのです。

　そこで本書は，長期入院患者の看取りの課題に対する解決の糸口として，精神科医療・地域の場で働く臨床看護師だけでなく，医療チーム全体で活用できるように構成しました。内容は，長期入院患者の高齢化と看取りの現状や長期入院患者への意思決定支援のあり方，看取りを支える医療チームの介入や看取り後のデスカンファレンス，さらにはスタッフのメンタルヘルスと同じ時間をともにした残された患者への看護，今後，増加が予測される地域での看取りにおける地域連携について扱っています。

　本書は精神科病院での看取りを推奨しているわけではありません。長期入院患者の地域移行支援はこれ以上に進められるべきでし

ょう。そして，だれもが地域で生活できる，その人生を地域でまっとうできる社会が望まれています。つまり，単に「退院」をゴールにするのではなく，その先にある人生設計そのものも含めた地域移行支援がはかられていくことが必要です。

しかし，「精神に病をもつ人」が精神科病院で看取りを迎えています。老衰・身体合併症などそのプロセスはどうであれ，私たち「精神科看護師」と「精神に病をもつ人」との別離・看取りが，いま，精神科病院のなかで起きています。本書を通じて，読者のみなさまとともに「理想的な看取りとは何か」を考えていくきっかけとなることを切に願っています。

2021年1月
編集委員一同

精神に病をもつ人の看取り
その人らしさを支える手がかり

第4章 看取り後のスタッフの感情

111

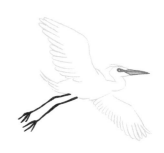

看取りにかかわる
看護師の姿勢

長期入院患者の現状と
看取りの方向性

精神医療の変遷

　長期収容型を前提とした精神科病院のあり方のもと，日本の精神病床は精神衛生法成立以降増加しつづけ，1979年には30万床を超え，1994年に精神病床数は362,847床と最大となった（厚生労働省，2007）。

　精神医療の変遷をたどってみると，1950年に制定された精神衛生法は1987年に精神保健法へ，そして1995年の改正で精神保健福祉法へ変更され，精神保健および精神障害福祉の法整備が進んだ。1993年には障害者基本法が成立し，精神障がい者が「障害者」として位置づけられ福祉が法的に明示された。治療薬の開発も進み，日本では1996年に統合失調症の治療薬としてのリスペリドンが承認され，薬物療法の進化によって精神症状が改善し退院する患者が増えてきた。

　急性期治療の観点では，重点的なチーム治療を行い早期の退院，社会復帰を行うことを可能にするため，1996年の診療報酬改定の際に精神科急性期治療病棟を創設し，療養型病床群に比べて看護スタッフの割合が多く配置された。また，入院期間が平均3か月以内であることなどが義務づけられた。さらに2002年の診療報酬改定にて，精神科救急入院料病棟制度（いわゆるスーパー救急病棟）が創設された。そして，精神科救急に関する相談を受け付け，精神科専門職員が適切なアドバイスを提供する電話相談窓口として精神科救急情報センターを各都道府県に配置し，急性期医療の充実をはかるように

なった。加えて同年には，日本精神神経学会総会でSchizophreniaに
対する訳語が「精神分裂病」から「統合失調症」と変更され，より人
権的な側面についても改革が進んできた。

　2004年の精神保健医療福祉の改革ビジョンでは，福祉施策の充実
を目的とし，社会的入院患者（病状は改善しているが，退院後に住む
場所やサポートの不在など受け入れの条件が整わないため長期入院
を続けざるを得ない患者）の退院をめざし，入院医療中心から地域生
活中心へと移行する取り組みを推し進めた。2008年から，受け入れ
条件が整えば退院可能な精神障がい者の退院支援や地域生活支援を
行うことを目的とした「精神障害者地域移行支援特別対策事業」が実
施され，2010年には，「精神障害者地域移行・地域定着支援事業」と
名称および事業内容をあらためている。

　これらのように，精神科救急・急性期と長期入院患者の地域移行
は精神科病院における中核的な存在となり，注目を浴びてきた。

社会的入院患者と，重度かつ慢性期にある患者

1）社会的入院

　日本では長く社会的入院の問題が取り沙汰されてきた。社会的入
院とは，医学的観点から入院治療の必要性がないにもかかわらず，
家族の受け入れ拒否や地域での住居確保の問題などで長期間にわた
り，余儀なく入院を継続していることである。

　各国の精神科病院の入院日数はOECD（経済協力開発機構）による
と，入院医療から脱出した諸外国が平均して50日以内であるにもか
かわらず，日本は265.8日となっている（厚生労働省，2019）。

10年〜数十年以上にもわたって精神科病院に入院を継続している患者も多い。OECDの報告では，日本の精神保健政策は，他国に比べ脱施設化が遅れており，精神科病床の多さと自殺率の高さなど悪い意味で突出しているとし（OECD, 2014），「退院を前提としない治療」つまり，収容型の精神医療であることが指摘されている。厚生労働省の患者調査では，受け入れ条件が整えば退院可能（退院は決まっていないが退院可能な状態にある患者）と区分されている入院者数は，2011年には18.1万人で入院者総数の13.5%を占めている（厚生労働省，2011）ことがわかっている。

　このような患者群は，入院の長期化によって社会生活能力の低下，無関心や無気力に陥り，さらに社会へ戻る気力が低下していく。患者自身が社会生活への望みを失い，精神科病院への物理的・心理的依存による反応が生じてしまう。長期入院患者へ退院を促すと「ここ（病院）がいいよ」と退院を拒まれた経験をもつ読者も多いのではないだろうか。このような患者はホスピタリズム（Hospitalism）あるいは施設症（Institutionalism）を引き起こし，社会性の欠如とともに時間の経過に伴う重要他者との別離により，より社会との断絶が訪れ，惰性的に入院が継続してしまうのである。

2）重度かつ慢性期にある患者

　精神症状が改善せず残存したまま治療を受け続けている「重度かつ慢性」の患者が残った。「重度かつ慢性」とは，図1のとおりの基準案が出されているが，「地域での受け手がないために退院できない群でなく，医学的・治療的に重度なため慢性に経過する群」「『重度かつ慢性』に相当する患者特性の抽出においては，疾病特性，行動病理，

「重度かつ慢性」基準案

　精神病棟に入院後，適切な入院治療を継続して受けたにもかかわらず1年を越えて引き続き在院した患者のうち，下記の基準を満たす場合に，重度かつ慢性の基準に満たすと判定する。ただし，「重度かつ慢性」に関する当該患者の医師意見書の記載内容等により判定の妥当性を検証し，必要な場合に調整を行う。

　精神症状が下記の重症度を満たし，それに加えて①行動障害②生活障害のいずれか（または両方）が下記の基準以上であること。なお，身体合併症については，下記に該当する場合に重度かつ慢性に準ずる扱いとする。

1. 精神症状

　BPRS総得点45点，または，BPRS下位尺度の1項目以上で6点以上
注）BPRSはOverall版を用いる。その評価においては「BPRS日本語版・評価マニュアル（Ver.1）」に準拠する。

2. 行動障害

　問題行動評価表を用いて評価する。1〜27のいずれかが「月に1〜2回程度」以上に評価された場合に，「問題行動あり」と評価する。

3. 生活障害

　障害者総合支援法医師意見書の「生活障害評価」を用いて評価する。その評価に基づいて，「能力障害評価」を「能力障害評価表」の基準に基づいて評価する。「能力障害評価」において，4以上に評価されたものを（在宅での生活が困難で入院が必要な程度の）生活障害ありと判定する。

4. 身体合併症

　精神症状に伴う下記の身体症状を入院治療が必要な程度に有する場合に評価する。
①水中毒，②腸閉塞（イレウス），③反復性肺炎
④その他

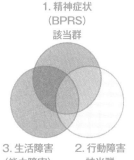

図1　「重度かつ慢性」の基準案（厚生労働省，2016a）

治療抵抗性（反応性）などの軸を考慮すること」（厚生労働省，2016b）などの指摘がなされている。

　つまり，「重度かつ慢性期」にある患者は，結果として何も手を打つことができないと解釈されても仕方がない。日本では治療抵抗性の統合失調症を治療するクロザピンが2009年に販売され，使用されているが，決められた基準を満たした病院，医師でないと処方できないというルールもある。国は「重度かつ慢性期」について「1年以上

の長期入院精神障害者（認知症を除く）のうち約6割が当該基準に該当することが明らかとなった」（厚生労働省, 2016a）としている。そして，このような精神症状が重度または不安定である患者の退院の可能性については「可能」(13.7%)，「困難」(85.6%)であり，退院困難の理由は「精神症状が極めて重症または不安定であるため」（困難患者の60.9%，全体の52.1%)（厚生労働省, 2016b）がもっとも多く，それらの患者では暴力などの問題行動，日常生活機能の低下などが多かったと明らかにしている。

　厚生労働省は，「これからの精神保健医療福祉のあり方に関する検討会」のなかで，「平成37（2024）年までに重度かつ慢性に該当しない長期入院精神障害者の地域移行を目指す」と記載している（厚生労働省, 2017a）。イタリア・トリエステでは，もっとも重度の人から地域移行を開始したが，日本ではこの「重度かつ慢性」のラベルによって，退院促進の対象にならず，結果，現在の高齢化・終末期の問題が生じた。つまり，将来的に精神病床を削減したとしても，このような患者らは精神科病院内で入院の継続が今後も続くことが想定される。

3）長期入院患者と高齢化

　精神科入院患者の年齢層の推移を見ると，患者調査の精神疾患を有する入院患者数は，1999年の調査では入院患者34.1万人のうち65歳以上が12.4万人で36.4%だったのに対して，2014年調査では31.3万人のうち65歳以上が18.3万人で58.5%まで増加している。なかでも75歳以上が11.0万人で，入院患者の高齢化の進展は顕著である（厚生労働省, 2018）。

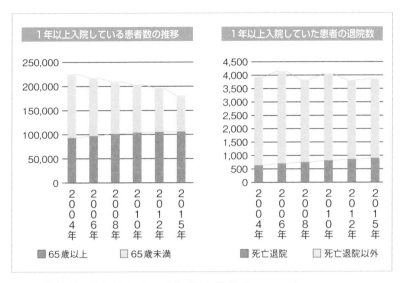

図2　精神科長期入院患者の現状（厚生労働省，2017b）

　長期入院患者の現状をみると，1年以上の入院期間のある患者数の推移は下がっており，長期間の予防・地域移行支援が進んでいることが推測される一方で，65歳以上の患者推移は増加しており，かつ死亡による退院が増加している（図2，3，厚生労働省，2017b）。患者の死は，患者の自殺や薬物などの突然死，窒息による肺炎や転倒，イレウス，がんなど身体合併症による死，そして高齢・老衰による死に分けて考えられるが，特に「地域移行・退院促進に漏れた長期入院患者」「重度かつ慢性期にある長期入院患者」は高齢化し，身体合併症や認知症の問題が表面化され，精神科病院のなかで「ひっそりと死んでいく」のである，もしくは「やっと退院できる」という状況が待っていることになる。

　つまり，患者にとっては，（自宅のような）精神科病院の入院生活

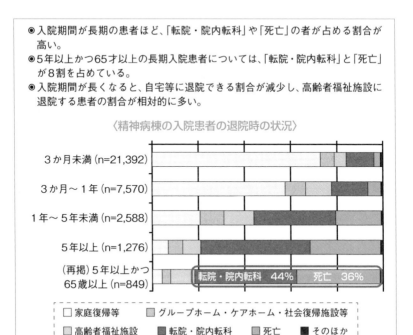

- 入院期間が長期の患者ほど、「転院・院内転科」や「死亡」の者が占める割合が高い。
- 5年以上かつ65才以上の長期入院患者については、「転院・院内転科」と「死亡」が8割を占めている。
- 入院期間が長くなると、自宅等に退院できる割合が減少し、高齢者福祉施設に退院する患者の割合が相対的に多い。

〈精神病棟の入院患者の退院時の状況〉

3か月未満 (n=21,392)

3か月〜1年 (n=7,570)

1年〜5年未満 (n=2,588)

5年以上 (n=1,276)

(再掲)5年以上かつ 65歳以上(n=849)　転院・院内転科　44%　死亡　36%

□ 家庭復帰等　■ グループホーム・ケアホーム・社会復帰施設等
■ 高齢者福祉施設　■ 転院・院内転科　■ 死亡　■ そのほか

図3　精神病棟における在院期間別の退院先の状況 (厚生労働省b, 2017)

の終わりが近づいていることであり、看護師には人生の終焉へのケア実践者としての役割があるといえる。

4) 精神科病院で長期入院患者の死に触れるということ

(1) 身体合併症と死へのプロセス

　長期に精神疾患を患っている者は、身体機能の衰えが早く、痛みや身体感覚に鈍くなる傾向にあるため、身体の変調や身体疾患に気づくことが遅れがちである。身体合併症の早期発見、早期介入は、すでに多くの議論がされているが、表1に示しているように、課題は

表1　長期入院患者の死や看取りに関して，身体的側面での課題

患者の側面	①患者の自覚症状への気づきや症状の表現能力 ②向精神薬による疼痛閾値の上昇 ③精神症状と身体症状の鑑別の難しさ ④身体的治療への拒否と行動制限（身体拘束）
看護師および 治療環境の側面	⑤看護師の先入観の課題やフィジカルアセスメント能力 ⑥精神科病院における治療環境 ⑦一般病院での精神障がい者に対する対応困難

多岐にわたる。

　患者によっては，身体的治療を拒否することで早期発見が困難になる場合もある。実際に，採血やレントゲン撮影などすべての検査を拒否し，医師も諦め検査しない患者や重篤な疾患（たとえばがん）であったとしても治療を拒否する患者もいる。20年以上入院していた統合失調症患者が「便がでない」と一般病院を受診したところ末期の大腸がんと診断され，10日後に死去したケースを筆者は経験した。たとえ一般病院で治療を受けたとしても，手術後は最小限の対応だけで精神科病院に戻されるなどの問題もある。つまり，このような患者らは，看取りへと移行しそのまま臨終を迎えるということも少なくない。

(2) 精神科病院における看取りと課題

　では，精神科病院における看取りとはなにか，そして精神科病院で看取りケアがどのように行われているのか。そもそも看取りとは，健康長寿ネットによれば「もともとは，『病人のそばにいて世話をする』，『死期まで見守る』，『看病する』という，患者を介護する行為そのものを表す言葉でしたが，最近では人生の最期（臨死期）における

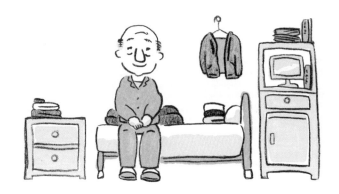

看取りを持って，単に『看取り』と言い表すことが多くなっています」
（公益財団法人長寿科学振興財団, 2016）とある。

　2007年に厚生労働省は「終末期医療の決定プロセスに関するガイ
ドライン」（2014年に「人生の最終段階における医療の決定プロセス
に関するガイドライン」に改称：厚生労働省, 2017c）を策定し，本人
の意思を尊重した医療提供の重要性について，患者の意思決定能力
や最善の利益に照らし合わせた医療とケアの方針を決定するプロセ
スを示した。この実践の方法としてアドバンス・ケア・プランニン
グ（Advance Care Planning, ACP）が用いられている（p.38）。自ら
が希望する医療・ケアを受けるために，大切にしていることや望ん
でいること，どこで，どのような医療・ケアを望むかを自分自身で
前もって考え，周囲の信頼する人たちと話し合い，共有することが
重要であるとされている（竹之内, 2019）。

　しかし，精神科病院では，患者の自我状態や現実見当力，コミュ
ニケーション能力，認知機能の問題といった患者の側面，死を連想さ
せる介入は患者の精神症状の悪化を懸念するという医療者の側面，
死という側面をタブー視する背景や終末期医療に対する教育のなさ

という側面があった。さらには身寄りのない患者の代理意思決定という倫理的課題もある。このような問題から，本人の不在のままに「死を決定する」という暗黙の了解があったのではないだろうか。自律尊重の原則に対する遵守を損ねるが，長期入院患者の場合，家族がいたとしても，何十年と面会がない，入院費の支払いのみの関係や遠縁である，患者本人が家族との面会を望まないなどの事実がある。たとえ身寄りがあったとしても患者の代理意思として決定できない（もしくはそのような家族によって本当の代理意思であるのかとジレンマを抱く）という可能性もある。

　これらの対策として，今後の医療やケアに関する方針について，たとえ，どのような精神状態にあったとしても，いまの状態からくり返し話し合うことが重要になる。

(3) 看取りにある長期入院患者と精神科看護師の関係
　大永（2018）は精神科病院で最期を迎える精神疾患患者への看取りについて「昔から患者を知りケアしてきた看護師がその患者の人生の最期まで寄り添うことによって，患者の最期は安らかで豊かなものになるのではないだろうか」と述べている。はからずも長期となってしまった患者との時間を無駄にせず，その過程で築いてきた患者―看護師関係を活かし，その患者がどのようにして最期を迎えたいかについてしっかり向き合うことが，私たち精神科看護師に求められている。

　さらに小倉（2008）は，長期入院患者の死に触れるということについて，精神科看護師は身体ケアを中心とした話題から，いつの間にか「こころを看る看護師」から「身体を看る看護師」になり，患者の

衰弱とともに「最期を看取る看護師」と役割が変容していくことに気がつくことが必要であると指摘している。

　病棟の異動がなければ、何年間も同じ患者を担当することもあるだろう。患者が年齢を重ねるにしたがって、疾患や障害へのケアに加えて身のまわりの世話も増えていき、もはや患者－看護師関係以上の関係性ができあがることもある。あるいは、担当が変わったり、病棟が変わったとしても、長年の経過から、「忘れることのできないその人」になることも多い。つまり「いち患者／いち精神障がい者」から「この人」となる。

　長期入院患者の看取りとは、精神科病院で患者が生きてきた歴史、その歴史の一部に伴走してきた看護師が、「この人」は「どういきたいか（生きたいか／逝きたいか）」を最期まで考え続ける作業だともいえるだろう。

【引用・参考文献】
厚生労働省（2007）：平成19年医療施設（動態）調査. https://www.mhlw.go.jp/toukei/saikin/hw/iryosd/07/kekka02.html（最終閲覧2021年1月10日）
厚生労働省（2019）：医療施設（動態）調査・病院報告の概況. https://www.mhlw.go.jp/toukei/saikin/hw/iryosd/19/dl/09gaikyo01.pdf（最終閲覧2020年10月20日）
OECD（2014）：https://www.oecd.org/els/health-systems/MMHC-Country-Press-Note-Japan-in-Japanese.pdf（最終閲覧2020年8月7日）
厚生労働省（2011）：平成23年（2011）患者調査の概況，結果の概要. https://www.mhlw.go.jp/toukei/saikin/hw/kanja/11/（最終閲覧2020年8月7日）
厚生労働省（2016a）：これからの精神保健医療福祉のあり方に関する検討会，新たな地域精神保健医療体制のあり方分科会における論点整理（7月15日）の報告. https://www.mhlw.go.jp/stf/shingi2/0000138405.html（最終閲覧2020年

8月7日）

厚生労働省（2016b）：これからの精神保健医療福祉のあり方に関する検討会 第
2回新たな地域精神保健医療体制のあり方分科会，資料2. https://www.mhlw.
go.jp/stf/shingi2/0000122523.html（最終閲覧2020年8月7日）

厚生労働省（2017a）：第8回これからの精神保健医療福祉のあり方に関する検
討会資料. https://www.mhlw.go.jp/file/05-Shingikai-12201000-Shakaiengoky
okushougaihokenfukushibu-Kikakuka/0000151159.pdf（最終閲覧2020年8月
7日）

厚生労働省（2018）：第1回これからの精神保健医療福祉のあり方に関する検討
会資料. https://www.mhlw.go.jp/file/05-Shingikai-12201000-Shakaiengokyok
ushougaihokenfukushibu-Kikakuka/0000108755_12.pdf（最終閲覧2020年8月
7日）

厚生労働省（2017b）：中央社会保険医療協議会資料. https://www.mhlw.go.jp/
file/05-Shingikai-12404000-Hokenkyoku-Iryouka/0000180987.pdf（最終閲覧
2021年1月10日）

公益財団法人長寿科学振興財団（2016）：健康長寿ネット，看取り. https://www.
tyojyu.or.jp/net/kenkou-tyoju/tyojyu-shakai/mitori.html（最終閲覧2020年8月7
日）

厚生労働省（2015）：終末期医療の決定プロセスに関するガイドライン. https://
www.mhlw.go.jp/shingi/2007/05/dl/s0521-11a.pdf（最終閲覧2020年8月7
日）

厚生労働省（2017c）：終末期医療の決定プロセスに関するガイドラインの改訂
について. https://www.mhlw.go.jp/web/t_doc?dataId=00tc1017&dataType=1
&pageNo=1（最終閲覧2020年8月7日）

竹之内沙弥香（2019）：ACPと倫理（本人を真ん中に"チーム"で意思決定を支え
る―アドバンス・ケア・プランニング）. 看護，71（8），24-30.

大永慶子, 浅見洋（2018）：精神科病院で最期を迎える精神疾患患者への看取り
ケアについて. 石川看護雑誌，15, 83-97.

小倉邦子, 松下年子, 藤村朗子, 他（2008）：精神科看護師の終末期看護に関す
る意識調査. 日本看護学会論文集 精神看護，39, 32-34.

看取りに対する
私たち精神科看護師の姿勢

臨終の場に居合わせるということ

　臨終の場の勤務であった場合，看護師らは「(死亡に)あたった」と表現することがある。特に夜間帯であれば，通常業務に加え死後処置があるため，忙しい状況となる。死後処置への経験がない，少ない看護師であれば「自分の勤務帯に死んでしまうかもしれない」という不安を抱えながら業務をこなしたり，看護補助者と2人だけの夜勤であれば責任感が増し，より緊張と不安が強くなる。

　患者の死に対する自己の感情（怒り，恐怖，不安など）を「(死亡に)あたった」と表現し自己防衛する心理が看護師にはあるだろう。しかし，患者の死をまるで宝くじにあたったかのように他者に表現することは，看護師としての接遇や倫理観としては好ましくはない。

　では，長期入院患者の死に対して，看護師として向き合うということは，何を意味するのか。私たちが行う死後処置とは，患者が「退院」するための最期のケアなのである。そして，その瞬間にめぐりあったことには何かしらの意味があるとも思える。筆者はある精神科病院の看護部長から「患者の言葉と行動には何かしらの意味がある」とくり返し教えてもらった。となると，その死ということさえ，患者は自分にその役割を任せたという点から，意味あることと認識できる。たとえば，その場に居合わせたあなた（看護師）の存在は，死にゆくものとしての心の支えになったのかもしれない。

　長期入院による患者との思い出が深ければ深いほど，慈しむ感情はより強くなっているだろうし，その感情を抱いてよいことを共有できる職場づくりが，今後さらに求められるだろう。つまり，長期入院患者が安心して安全で安楽な臨終を迎えられる病棟体制づくり（人，もの，場，倫理的配慮など）も，今後の精神科看護師の役割の1つになる。

その人らしさに基礎をおいた死後処置

　病院スタッフ，病棟スタッフは，生前の患者の様相をよくよく知っている。死後処置では，身なりに気にしない患者であったとしても，患者の尊厳を守るために身だしなみを整えたいと思うはずである。気に入っていた衣類や化粧，いつも身につけていたものなど，患者本人らしさが出るよう配慮することが望まれる。

　身体管理を中心としたケアが長続きすると，健康であったときの患者を思い出すのに苦労したり，死亡時の対応に追われたりと，「その人らしさ」に重きをおいた死後処置ができないこともある。

　長期入院患者の場合，家族は臨終の場に立ち会うことは少ないかもしれない。その場に家族や縁者がいなくても，「その人を大切に思う人たち」の気持ちを想像しながら，重要他者に代わって死後処置を行うことが必要になる。今後，同席できるような体制づくりや，家族への対応，声かけなどあたりまえのことができるような継続教育も必要になる。

　また，精神科病院では，何年も死後処置をしていない，実は初体験というベテランの看護師もいる。このように入職後に何年も経過

してから実施することもあり得るという点をとらえておくことも必要である。と，同時にマニュアルを常にアップデートしていることや，頻繁に使用しないからこそ，物品（化粧品など）が古くなっていないように配慮することも必要である。

精神科病院から「退院」するということ

　医師が死亡確認をするとき，および臨終の告知を行うときに，あなたはどのような感情を抱くのだろうか。家族の立ち会いがない状況で死が宣告された場合，何年も同じ病棟で死を迎えた患者にどのような言葉かけが望ましいのだろうか。患者は精神科病院での長い長い入院生活のなかから，「やっと退院できる」のである。それが不本意なのかどうかはわからないが，患者の死は「精神科病院からの旅立ち」あえていえば「退院」を意味するわけである。では，そのときにあなたにはどのような感情がわいてくるのだろうか。

　長期入院患者の臨終の場合，10数年以上のかかわりをもつ看護師も少なくないだろう。格段，かかわりの深かった患者や対応困難な患者，愛嬌のあった患者など強く看護師に印象づけられた患者の臨終や死は看護師の心情に影響を及ぼすこともある。患者の死は病院で勤務していれば，いつでも起こることではあるが，それが何十年も精神科病院で生きてきた患者の死となれば，単純に死を迎えただけではすまない。つまり，看護師が長期入院患者としっかり別れることも重要である。

　多くの先輩看護師が，「あの患者には参ったよね」「こんなたいへんなことがあってさ」「あの患者とはこんなことをした」と同じ患者の

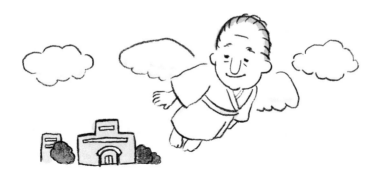

　ことをくり返し話していたことを覚えている。それだけ印象に残っているということなのである。当然ながら，それは筆者も同様であり，後輩看護師に伝えていた。患者—看護師関係を超えた何かが存在するのだろうか，はたまた私たち自身がその思いが浄化されていないのかもしれない。もしくは，思い出して語りふけることで精神科看護師としての看護観を整理しているのかもしれない。

　このように，長期入院の患者の人生を振り返ることで決してデータなどでは表現できない「精神科看護としてのアイデンティティ」が獲得できていくのではないだろうか。

【引用・参考文献】
日本集中治療医学会倫理委員会(2017)：Do Not Attempt Resuscitation（DNAR）指示のあり方についての勧告. 日集中医誌, 24, 208-209.

【座談会】看取りと精神科看護
―"良い看取り"とは何か

精神科病院のなかでの看取りの課題

　田代　2004年の「精神保健医療福祉の改革ビジョン（ビジョン）」において「入院医療中心から地域生活中心へ」という方策が示されました。2009年には「ビジョン」の後期5か年の重点施策として，「精神保健医療福祉の更なる改革に向けて」が提示されました。ここでは，精神保健医療体系の再構築として，「地域医療の拡充，入院医療の急性期への重点化など医療体制の再編・拡充」が謳われました。このこと自体は精神科病院を取り巻く時代の要請として当然のものですが，ご本人・病院スタッフの努力にもかかわらず社会復帰が叶わない患者さんが，現在でも一定数いるわけです。

　病院機能の再編成とそれに伴う地域移行支援が注目を集める一方で，これらの患者さんの予後を含めた精神科看護はいったいどうしたらいいのかと回答を模索したのです。こうした患者さんたちは歳を重ね，徐々に身体的な機能も落ち，いずれは「人生の最期」をどこで迎えるか，という選択が迫られることになります。「本人の希望」が表出できるうちに，「そのときをどのように迎えたいか」を医療スタッフと患者さん・ご家族が対話できる病院・病棟風土を構築すべきではないかと思ったわけです。逆にいえば，（私の経験や見聞にもとづいていえば），「後手後手の対応での『看取り』」は，ご本人はもとより，ご家族，医療スタッフに不全感が残ります。これは見過ごせ

ませんでした。精神科看護という本質を教えてくれた患者さんから，いったいわれわれは何を学び，何を還元してきたのか。この反省をもとに「看取り」と「患者さん自身の意思決定」に注目をおいた回答を自分なりに導きたいと考えました。

　臨床現場では，看護師同士の何気ない会話で，何年も前に亡くなった患者さんの話題になることがあります。そこで，「もっとあの患者さんに対して何かできたのではないか」という後悔の念がにじみ出てくることもあるのではないでしょうか。さまざまな意味で，まだ"浄化"できていないのではないかと思うことがあります。

　石田　看護師は，看取りの状況となった患者さんの身体状況や精神状況に対する知識はもっています。しかし知識だけでは看取りのケアはできない。なぜなら看取りを巡るスタッフ個々の価値観があるからです。それがチームの方向性にも影響を与えます。たとえばカンファレンスを通じて一定の方向性が合意されたとしても，その方向性に納得のできない側面があると，チームが"揺れ"のようなものを抱え始めます。

　田辺　チームの方向性という課題もありますが，以前から身体的な治療については診療科や病院間の調整の問題もあります。しかるべき診療科に紹介状を送っても「精神科の患者だから」と，希望していた診療科ではなく，その病院の精神科に入院することはよくあります。ご本人やご家族は「転院先はここなのか……」と落胆する。

　白石　いまは変わっているかもしれませんが，精神科の患者さんでも，「身体面での問題が現れたら身体科に送る」ことが決まり事のようになっていて，「この病院（病棟）でみる」という発想がないことには違和感がありました。しかも転院先が受け入れてくれず，「精神

科の患者だから，みられない」と送り返されるケースもありました。

意思決定支援"以前"のところで

田辺　本書では「精神科の看取りにおける意思決定の支援」がテーマです。病院で患者さんと長くかかわる看護師は，患者さんに対して家族的な感覚をもつこともあり，「最期までここ（病院）でみなくては」「患者さんは慣れた病院のなかで最期を迎えるのが幸せなんじゃないか」という思いが強くなるのではないでしょうか。その思いから，「患者さんの意志や希望，選択肢」について患者さんと話し合うのが心情的に難しくなっているように思います。

　これは精神科病院に昔からある「代理行為」とも関連します。看取りという局面においても，看護師側の「（患者さんにとって）よかれ」という思いが，患者さんが「みずから悩んで選択して決める」ということを上回ってしまう，ということが考えられます。しかし「患者さん自身による意思決定支援」はいまでは必須だとみなされています。

白石　通常の，日々のケアのなかで患者さんが「自分で選んで自分で決める」ということがおろそかになってしまうことで，看取りという局面でも今後の方向性について患者さんへの説明と意思決定のサポートができづらくなっているのではないでしょうか。

石田　看護師は「問題解決型思考」に慣れ，患者本人が「どうしたいかを決めていく」という支援には慣れていない。これは対話によるコミュニケーションの不慣れさ，技術の不足からくるものが大きいと感じています。

田辺　自分の「死」に関することですから，コミュニケーション次

第で，患者の不安を助長してしまう可能がある。これは退院支援に関しても同様です。「退院する気持ちはありますか？」と直接的に問うことで，長期入院の患者さんが「私はもうここ（病院）にいられなくなってしまう」といった，居場所がなくなる不安にかられてしまうこともあります。表現が難しいですが，「『自分がそうなったときにどうするか』という枠を外して考える」ということができればいいのですが，それはなかなか難しい。コミュニケーションのスキルによっては，方法があるのだと思います。

　石田　看取りについては，聞き方次第で本人の意思の表出が異なることがあります。ある日には「病院でみんなに見守られて死にたい」と言い，1か月後は「地域で」と答える。どちらが本当かといえば，どちらも本心なのだと思います。看護師はその両方の言葉をヒントとして，対話を続けながら，具体的な支援の方向性を絞っていく。このプロセスが患者さんにとっての具体的な「今後」のイメージづくりとなっていくと思います。1回の問いかけで患者さんの本当の希望が聞けるというようには考えないほうがいい。いずれにしても実際の臨床では，直近で表出された希望を優先しながら話し合います。それも「今日の時点では」という留保つきですが。

　白石　そうした対話のベースには看護師としてその患者さんの人生や育んできた価値観に関心を寄せることができているかが大きいと思います。「人生」や「価値観」なんて大きなことを考えなくても，日々のかかわりを通じて見出されるささいな事柄，たとえばその患者さんが「好きなもの」といったことから導かれる価値観を把握し，スタッフが共有しておくことで，いつかその患者が意思を発信できなくなったとしても，「この患者さんだったらどう思うか？」を想像

することができるのではないでしょうか。

　田辺　それに看取りの局面で表出される希望の背景に思いを巡らせることも重要だと思います。たとえば「家に帰りたい」という希望が表出されたとして，その希望に寄り添ってコミュニケーションを続けていくと，その思いの背景には「家族に会いたい」という希望の核のようなものが見出されるかもしれない。それであれば，家に帰れなくても家族に来てもらう調整を行うことが，本人の希望にそった最期のケアとなりえる。このように患者さんの真の希望が表出された言葉どおりでないことはたくさんあります。その言葉の裏にあるその人の思いを紡いでいく作業は，日ごろからのかかわりの積み重ね，日々の看護を通じて行うことができるものだと思います。

　石田　そうですね。表出された思いに対する背景の理解がないとケアには生きない。そのためにはその患者さんの「人生に関心を向ける」という態度が必要となります。

　田代　長期入院の期間は，患者さんとって取り返しのつかない時間です。日々のコミュニケーションを積み重ねる，そしてその人のもつ希望や思いを把握し共有する。これは私たち看護師が長期入院の患者さんにできる，せめてもの支援の1つだと思います。

　ただ，最初から意思の疎通が非常に難しい患者さんもいらっしゃる。また，満足なコミュニケーションができずに何十年も過ぎてしまったケースでは本音や「最期の希望」が把握できない場合もあり，精神科（入院医療）での看取りの難しさの1つになっています。そして，これには倫理的な課題が含まれていきますし，看護のなかでのトピックスとなる項目にもかかわらず，淡々と過ぎてしまっている場合もあるのではないでしょうか。

　石田　スタッフが話し合い，悩む過程をもつことが倫理的な態度ではないかと思います。結論がでなくても，悩み続ける。

　白石　意思の表出が難しい患者さんの最期をどう看取るかは難しい問題です。すべての患者さんが「これが自分の希望だ」と言ってくれる前提で看護師は考えがちですが，必ずしもそうではないかもしれません。たとえば（意思疎通が困難な患者さんでも），特に何をするわけではなくて，ホールで一緒に座るという時間を共有することだけでも，看護師は何かしら受けとれるものがあるはずです。

"良い看取り"とは何か

　白石　何が"良い看取り"であるかについては一言ではいえませんが，「最期の時間を共有し，しかも情緒的な交流——一緒に喜んだり心地良くなったり——ができた，そのうえで見送ったというケース」は，"良い看取り"の1つと言えるのだと思います。

　石田　先ほど「スタッフが話し合い，悩む過程をもつ」ということと関連しますが，スムーズに事が運んだら"良い看取り"となるのではなく，スタッフ同士が率直に意見を出し合い，時にぶつかりあいながら，最終的な合意形成までたどり着いたという看取りを通じてスタッフが成長するということを実感しています。看取りを通じて，チームが成熟し，スタッフが本当の意味で「患者の視点」で物事をとらえられるようになる。このためにはかかわる時間を積み重ねていくプロセスが重要だと思います。

（終）

臨終とは

　臨終とは，広辞苑（第六版）によれば「死に臨むこと」とあります。亡くなる直前のこと，もしくは亡くなることをさしますが，正しくは臨命終時（りんみょうしゅうじ）であり，略語です。死を迎えた場合，医師から死亡宣告（死亡告知）が行われますが，この判断の基準は，呼吸の不可逆的停止（呼吸停止），心臓の不可逆的停止（心肺停止），瞳孔拡散（対光反射の消失）の3つの兆候が確認されたことで死亡と診断されます。

　日本の死亡宣言では「〇時〇分，ご臨終です」と医師から告げられますが，「死亡しました」とは言いません。「死」という言葉に配慮し，臨終という言葉を便宜的によく使用するようで，アメリカの場合でも"He ／ She passed away"などと言い，日本と同じ理由で，died, deathという直接的な言葉は使用しません。人生の終焉である臨終に立ち会うというのは医療者・看護者にとって重要な役割の1つでもあります。それだけ「死」というのは尊いものなのです。

　2017年9月12日，厚生労働省から医政局長通知が出され，「情報通信機器（ICT）を利用した死亡診断等ガイドライン」が公表されました。これによると，対象となる患者は限定されますが，研修を受けた看護師が患者のもとに行き，医師が死亡判定を行うのに必要な情報をテレビ電話などによって看護師が死の三兆候を確認し，看護師に死亡診断書の代筆を指示するという流れも提案されてきました。

　とはいえ，誰のもとで，どのように最期を迎えたいのかという自分の意思が尊重された「死に臨みたい」ものです。それを整えていくのが，いまなのではないでしょうか。

第 2 章

精神科病院における
看取りの
意思決定支援

アドバンス・ケア・プランニング
（Advance Care Planning：ACP）

ガイドラインの要点

　わが国は，超高齢多死社会を迎えている。1980年代から人生の最終段階にどう向き合うのかが議論されて，患者，家族，医療者のほか，それぞれの立場の意識も変化している。2000年から2006年にかけて回復の見込みのない患者の人工呼吸器が取り外されるという治療中止の事件が複数の病院で発生し，終末期医療のあり方についての議論が活発になった。2007年に厚生労働省が「終末期医療の決定プロセスに関するガイドライン」を作成，2015年には「終末期医療」の表記が「人生の最終段階における医療」へと変更された。「人生の最終段階における医療・ケアの決定プロセスに関するガイドライン」の要点（図1）は，"適切な情報提供と説明"がなされ，それに基づいて医療・ケアを受ける本人が多職種で構成される医療・ケアチームと"十分な話し合い"を行い，"本人による意思決定"を基本とすることである（厚生労働省，2018a）。本人の意思が確認できないときには，本人の意思を推定して最善の方針を，推定できない場合には，本人にとって何が最善かを家族などと十分に話し合い，本人にとっての最善の方針をとることが示されている。
　2018年3月の改訂では，病院における延命治療への対応を想定した内容だけでなく，在宅医療・介護の現場でも活用できるよう，医療・ケアチームの対象に介護従事者が含まれることが明記され，ア

人生の最終段階における医療・ケアについては，医師等の医療従事者から本人・家族等へ適切な情報の提供と説明がなされた上で，介護従事者を含む多専門職種からなる医療・ケアチームと十分な話し合いを行い，本人の意思決定を基本として進めること。

**心身の状態に応じて意思は
変化しうるため繰り返し話し合うこと**

主なポイント

本人の人生観や価値観等，できる限り把握	本人の意思が確認できる	本人と医療・ケアチームとの合意形成に向けた十分な話し合いを踏まえた，本人の意思決定が基本

**人生の最終段階における
医療・ケアの方針決定**

本人や家族等＊と十分に話し合う	・家族等＊が本人の意思を推定できる	
	本人の意思が確認できない	本人の推定意思を尊重し，本人にとって最善の方針をとる
話し合った内容を都度文書にまとめ共有	・家族等＊が本人の意思を推定できない・家族がいない	本人にとって最善の方針を医療・ケアチームで慎重に判断

・心身の状態等により医療・ケア内容の決定が困難な場合
・家族等＊の中で意見がまとまらないなどの場合等
→複数の専門家で構成する話し合いの場を設置し，方針の検討や助言

＊本人が自らの意思を伝えられない状態になる可能性があることから，話し合いに先立ち特定の家族等を自らの意思を推定する者として前もって定めておくことが重要である。
＊家族等には広い範囲の人（親しい友人等）を含み，複数人存在することも考えられる

図1　「人生の最終段階における医療・ケアの決定プロセスに関するガイドライン（厚生労働省，2018a）」の要点をもとに作成

ドバンス・ケア・プランニング（Advance Care Planning：ACP）の重要性が強調された。

　アドバンス・ケア・プランニングは、"人生の最終段階の医療・ケアについて、本人が家族等や医療・ケアチームと事前に繰り返し話し合うプロセス"である（厚生労働省、2018a）。国立研究開発法人国立長寿医療研究センターの解説によれば、意思決定能力の低下に備えての対応プロセス全体をさすとされる。患者が治療を受けながら、将来もし自分に意思決定能力がなくなっても、自分が語ったことや、書き残したものから自分の意思が尊重され、医療スタッフや家族が、自分にとって最善の医療を選択してくれるだろうと患者が思えるようなケアを提供することである。

事前指示書の作成

　事前に話し合うことの必要性は明確だが、その実践はまだ浸透しているとはいえない。人生の最終段階における医療に対する意識やその変化を把握するために、厚生労働省は2002年から5年おきに一般国民と医療介護従事者への調査を実施している。2017年の調査によると、人生の最終段階における医療・療養についてこれまでに家族や医療介護関係者と詳しく話し合っているという人は国民の2.7%にとどまり、話し合ったことがないとの回答が55.1%だった（図2）。また、自分が意思決定できなくなったときに備えて、どのような医療・療養を受けたいか、あるいは受けたくないかなどを記載した事前指示書をあらかじめ作成しておくことについて、国民の66.0%が賛成と回答したが（図3）、賛成と回答したなかで事前指示書を作成し

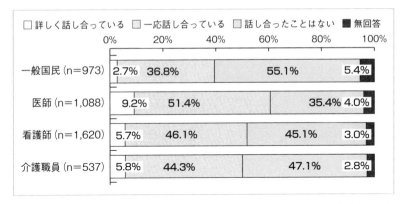

図2　人生の最終段階における医療・療養についてこれまでに家族や医療
　　　介護関係者と話し合ったことがある人の割合（厚生労働省，2018b）

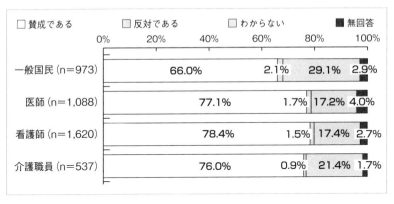

図3　事前指示書を作成することの賛否（厚生労働省，2018b）

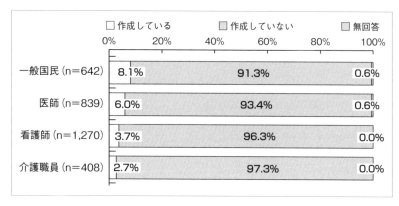

図4　事前表示の書面作成状況（厚生労働省，2018b）

ている人は8.1%だった（図4）。すべての人がいずれは人生の最終段
階を迎えるが，その時に備えて話し合い，自らの意向を伝えること
には躊躇する現状が読み取れる。

　また，このガイドラインには，くり返し話し合うことが示されて
いる。人の意思は変化する。ある人は，元気なときには「自分はい
つ死んでもいい」と言っていたのに，いざ病気になると治療を望む。
またある人は，「できる限りの延命処置をしてほしい」と望んでいた
のに，治療の辛さに耐えかねて意向を変える。心身の調子や周囲の
状況が変化していくことに伴い，意思が揺れ動くのは自然なことだ。
それゆえ，ガイドラインでは「本人の意思は変化しうるものである
ことを踏まえ，本人が自らの意思をその都度示し，伝えられるような
支援が医療・ケアチームにより行われ，本人との話し合いが繰り返
し行われることが重要である」とされている。

　自分の人生の最終段階にどのような医療やケアを受けたいのかを
あらかじめ意思表示するアドバンス・ディレクティブ（事前指示）が

推奨されている。意思表示といっても，文書を作成することのみをさすのではない。意思を伝えられなくなる前に，必要な情報を得て繰り返し話し合うなかで自分の意思を伝えておくのである。アドバンス・ディレクティブには，代理人指示と内容的指示がある。代理人指示は，その人が自らの意思を表示できなくなったときに決定を行う代理人を事前に指名しておくこと，内容的指示は，治療やケアについての希望や拒否したいことを事前に指示しておくことである。

日ごろの看護のなかで意思を受けとめる

　人生の最終段階における医療・ケアの決定プロセスは，精神科においても同様である。適切な情報提供と説明がなされ，本人と医療ケアチームとの十分な話し合いがもたれたうえで，本人による意思決定を基本とした医療・ケアが提供されることが求められる。意思決定の支援は，人生の最終段階が迫ったときと考えがちだが，もっと前の段階から始まっている。病気が進行し死が近づいた段階よりも前に，病状が進行してきている段階，あるいはもっと前段階として健康なときあるいは持病があっても安定している段階からである。特に長期入院患者の場合は，身体的な病気が見つかり進行するよりも前の，身体的には健康で安定している段階から話し合うことができる。その内容は，代理決定者は誰か，価値観や命に対する考え方，危篤の状態となり回復の見込みが乏しい状態になった場合にどのような治療やケアを望むか，などである。

　あるとき突然，話し合いがもたれたら，患者は縁起でもないことと憤慨したり，敬遠したりするかもしれない。馴染みのある病院に居

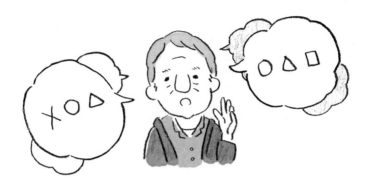

　られなくなるのではないかという不安になる患者もいるだろう。病気の有無や高齢化，体調の変化などによって，患者の考えや希望は変わるものであり，人はいつでも考えを変えることができる。そのうえで，日ごろから患者の意思を察し，受けとめ，記録してゆくことができるとよいだろう。

精神医療における患者の意思決定の障壁

　精神科において，とりわけ長期入院の患者にかかわる際には，そうした支援が容易にはいかない場合がある。患者の意思決定プロセスを支援する看護相談のスキルとして，がん看護の分野においても，感情を引き出し受け止める，感情を共有するプロセスが含まれる（川崎，2017）。相手の感情に寄り添う支援は精神科の看護師にとって専門のスキルだが，一方で精神科においては患者の真の思いや感情を引き出すことが難しい場合もある。それは，精神科医療そのものの歴史的背景や法制度などの影響を受けて現在があるからだ。非自発的入院という法制度や閉鎖病棟という療養環境，あるいは精神科の

独自ルールのようなものが含まれるだろう。

　たとえば，患者本人が考えるのを看護師が待てずに先回りして答えを出し，患者に指示してしまうことがある。外出外泊の許可から買い物，おやつ，金銭管理など，日常生活援助における代理行為などもある。何かを要求しても看護師がその可否を判断するというやりとりを続けるなかで，管理的な対応に慣れてしまう。患者が選んで買い物をしようとしても「お菓子が多すぎるからこれはダメ」などと，看護師の判断で物事が決まっていくことはないだろうか。患者が選ばなくても入浴した後の着替えが準備されてはいないだろうか。日ごろから自分の意思を表出する機会が少ない状況で過ごしてきた患者は，自分の意思を表明することを諦めている可能性もある。それがあるとき突然，人生の最終段階における意思決定を迫られたら，それこそ本人にとっては受け止めきれないほどの重圧がかかるのではないだろうか。

　また，医療者が入院患者の意思決定能力がないと思い込んで，患者の意思決定の機会を奪ってしまうことにも注意しなければならない。長期入院あるいは入退院をくり返して，患者との付き合いが長くなれば，家族のように感じたり，家族よりも患者のことを知っていると錯覚したりするかもしれない。いや実際に長期入院の患者との関係において，看護師は家族よりも患者のことを知っているかもしれないが，実の家族にはなり得ないという現実を見失ってはならない。医療やケアの方針を決める局面において，「説明しても理解できない」「本人にこのような深刻な話をしたら精神症状が悪化する」と患者に必要な説明を省いて，医療者だけで方針を決定してはいないだろうか。患者の意思とは，延命治療を望むか否かという二択では

ない。患者に身体疾患の検査をするかしないかという選択など，もっと前の段階から患者自身の意思決定を支援していくことが求められる。

　医療者側は良かれと思って対応していても，無意識のうちに医療者側の意向を優先してしまうことがある。精神科では専門の診療科のような治療設備はないが，精神科チームの家族的な思いで最期まで看取る場合もある。患者が専門の治療を受けたいと思っても，医療者の提示次第で患者にとっては精神科における治療の継続という選択肢しか残らないとしたら，患者の意思決定を適切に支援しているといえるだろうか。

　現実的に，精神科長期入院の患者が，身体疾患の治療のためあるいは緩和ケアのために転院するには受け入れ側との調整が困難な場合もあり，患者自身も慣れた病院，慣れたスタッフから離れることに強い不安を抱くこともある。そうすると，長い時間を共に過ごしてきた看護師は自分たちが最期まで患者を支えなければという使命感も強くなるだろう。対応に正解があるわけではないが，看護師に悪意がなくとも，意図せず患者の意思決定の機会を奪ってしまう危険性があることを意識しておく必要があるだろう。

長期入院患者の家族への支援

　長期入院患者の家族についても，家族が患者を拒否していたり，入院が長期化するにつれ家族と疎遠になったり，あるいは両親が他界してキーパーソンの世代が代わり，患者との関係性が希薄になっていたり，家族の側にもさまざまな事情がある。しかし，それゆえに

意思決定に家族がスムーズに参画できるよう，日ごろからつながりを保っておくことが大切である。

　長期間面会がなく，連絡も途絶えがちな家族に対して，身体的な病気が発見されたとき，治療や方針を決めなければならない状況になってから連絡しても，患者の意思を十分に汲みとった意思決定をすることは難しいだろう。病気になったとき，高齢になって衰弱してからのために家族にかかわるわけではなく，日ごろから患者と家族が良好な関係を保ち，今後のことを話題にできるように支援することが求められる。人生の最終段階に限らず，日常のなかで患者がやりたいこと，今後の希望を家族と共有できると，意思決定を迫られたときに役立つだろう。

【引用・参考文献】
厚生労働省（2018a）：人生の最終段階における医療・ケアの決定プロセスに関するガイドライン．平成30年3月改訂版解説編．
厚生労働省（2018b）：平成29年度人生の最終段階における医療に関する意識調査．https://www.mhlw.go.jp/toukei/list/dl/saisyuiryo_a_h29.pdf（最終閲覧2021年1月13日）
国立研究開発法人国立長寿医療研究センター：アドバンス・ケア・プランニング（Advance care Planning）に関する解説．https://www.ncgg.go.jp/hospital/overview/organization/zaitaku/eol/acp/acp.html（最終閲覧2021年1月13日）
川崎優子（2017）：看護者が行う意思決定支援の技法30－患者の真のニーズ・価値観を引き出すかかわり．医学書院．
厚生労働省（2017）：平成27年患者調査の概況．https://www.mhlw.go.jp/toukei/saikin/hw/kanja/14/（最終閲覧2021年1月13日）

意思決定支援とは
―その人の希望を最大限，尊重するということ

看護師の姿勢

　精神科の看護師にとって，コミュニケーションスキルは重要である。特に，意思決定のような重要な場面に用いるスキルは多岐にわたる。なかでももっとも重要なことは安全の保障である。精神科病院という閉鎖的な環境は，患者，看護師という互いの役割を果たそうとして権威勾配が生じやすい。患者側からすると，看護師の顔色をみて今日は相談できる，静かに過ごしていようなど状況を判断して日常生活を過ごしているかもしれない。また，この人には相談できるが，あの人には話したくないといった心性が生じている可能性は否定できない。看護師が専門家である以上，語らない理由を患者のせいにするのではなく，まずは自分自身のあり方を考える必要がある。基本的には自分が変われば相手も変わるという思考で，患者が自分の意思を表出できる土壌をつくることが重要になる。

「言えない」ではなく「言わない」患者

　60歳代男性の長期入院している佐藤さん（仮名）がいた。その人は，長い経過の中でさまざまな葛藤を乗り越えてきた人である。そのような背景を看護師は知らずに，どこかケアから漏れていた。その人の人となりを知るきっかけは，退院に向けてこれらかの入院生

活でやりたいことがないか尋ねてみたことである。「やりたいことは
特にないよ」とはにかみながら答えた。病棟の中では目立たないなが
らもセルフケアは自立しており，地域生活を視野に入れた質問だっ
たので拍子抜けしてしまった。

　社会的入院が長く外に出るのが不安なのかと病状からその人を理
解しようとしたが，どこか違和感が払拭できず，治療に関すること
以外で少しだけかかわることにした。最初は関係性構築に向けて，
話すことで筆者自身の気持ちが楽になるということをくり返し伝え
た。要は，その人に役割を与えたら潜在的なやりたいこと，希望を
思い出すのではないかと考えたからである。しかし，長い年月を積
み重ねてきたその人が簡単に心を開くことはなかった。表情が和や
かになり関係性ができつつあると判断し，次に筆者自身の話に加え
て病棟の看護師の話をしてみた。どの看護師が何を得意としている
のか患者の視点から教えてほしいと伝えた。

　**「昔はいろいろ話をした人もいたけどね。毎日顔を合わせて近くに感じ
たのかあたってしまうことがあってね。それから，以前のような関係に戻
れず離れていったよ」**

　そうなると話しにくくなり1人で過ごす時間が増えていったとい
う。佐藤さんの歴史を垣間見て，この人が目立たず過ごす理由を少
しだけ理解できたような気がした。長い入院生活でこの人は傷つき，
その傷は癒える機会がなかったようにも感じた。それ以降も，病状
や退院を示唆する言動を控え何気ない話をする日々のかかわりを重
ねた。半年くらいして，珍しく本人から「話したいことがあるのだけ
ど聞いてくれる？」と声をかけられた。しばらく黙った後に，佐藤さ
んは語ってくれた。

患者が隠し続けてきた願い

「実はやりたいことがある。昔はいろいろやりたいことがあった。人並みに結婚もしたかったし，自分の力で稼いでみたいと思ってきた。でもそのすべてができなかった。いつしか，精神科病院に入院して退院できない自分は希望なんてもっちゃいけないと思うようになった。だから，人生を諦めていた」

　多少の妄想様の言動はあるものの，さまざまなことを考えてきた経過が痛いほどによくわかった。後日，本人になぜ話をしてくれたのか尋ねてみると，まったく異なる話をしてなかなか葛藤を抱えていた日々の振り返りはできなかった。しばらくして，ある時にふと，患者ではなく人として扱ってくれたからと。恥ずかしいのか多くは語らず，言葉短めにその場を去って行った。

　医療者は患者の自立に向けて何が必要なのか日々考えている。しかし，患者の中にはこれまでの経験から語ることに消極的になってしまった人もいる。長期入院患者の意思を確認するためにいましなければいけないことは，私たち医療者が患者としての側面だけではなく，1人の人間としての側面を見出そうとしながらかかわることだと気づかせてくれた。

患者の意思と医療者の判断の落としどころ

　私たち看護師は日々患者の意思決定，自己決定を大切にしている。しかし，本人が決定したからといってすべて受け入れているわけではない。たとえば，本人が「死にたい」と訴えたとすれば，その意思

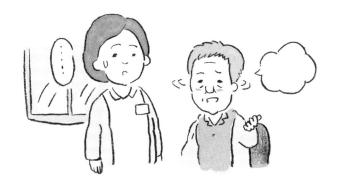

は尊重されず行為を防ごうとするだろう。つまり、私たちは医療という枠の中で、患者の意思を尊重するという原則と、尊重しきれない現実の間にいる。ならば、時として、「私とあなたは違う人間」ということを意識し、患者・家族の意見と一致しないかもしれないという前提に立ちながら意思確認をする必要がある。患者の意思と医療者の判断の落としどころをつくるために何ができるのだろうか。

　患者の意思は両価的であり一過性があるので一貫しないことが多い。それは私たち医療者も同じであるにもかかわらず、時として一貫しない患者の訴えは、病状のために意思決定能力がないと判断されてしまう。本人の認知機能を考慮することは重要であるが、意思決定能力がないと断定できないのであれば本人の意思と現実との落としどころを模索することが必要になる。患者からすれば人生を左右する大きな出来事であるため、十分にイメージができず二転三転してしまうことは当然である。大切なことは、その悩むプロセスである。聞きにくく、話しにくい内容であるからこそ、本人が考え、悩む機会をつくること。こうしたことができるのはベッドサイドに近い看護師の聴く力なのではないかと思う。業務の都合上十分な時間

を確保することは容易ではないが，個人を尊重するのであれば憶測
で物事を進めない配慮をもっていたい。

意思決定の背景を読み解く

　看取りに関する意思決定の支援は容易ではない。看取りに関する
把握が難しい理由は，人生の最終段階での意思は事前把握と一致し
ないことや表現しきれない可能性を含んでいるからである。第一に，
事前に意思を把握することができればいいが，現実に話し合うこと
は難しい。また，仮に事前に意思表示をしてくれたとしても，看取
りの際に同じとは限らない。しかし，事前に意思を確認できていれ
ば，直前になって意思を表現できなかったとしても，本人の意思や
価値観を反映できる可能性が高くなる。ただし，健康障害がない時
点で死生観や価値観が明確な人は少なく，身体的に問題が生じても
みずからの価値観や意思を言語化することは容易ではない。一部は
言葉にできたとしても，一部は必ず言葉にならない。なかには最後
まで死を肯定的に受け入れられない人もいるので，それさえも本人
の意思と理解することも必要なのかもしれない。

　そして，長期入院患者における意思は，精神症状に彩られた可能
性のある言葉の背景を読み解く必要があるのでさらに難しい。言葉
の背景を理解するためにはその人のライフヒストリーの把握に努め
る。また，その人を尊重するということは，これまでの傷つきや悲
しみと大切にしてきた誇りを保障することでもある。こうした内面
のことは語らない，語れない可能性があるため，配慮された話し合
いと看護師の感性が求められる。

長期入院患者の看取りの意思決定支援

　鈴木さん（仮名）は，60代男性で長期入院している人である。ある時，身体の不調に伴い身体科を受診したところ，余命幾ばくもないことが明らかになった。本人はいつもの肺炎と考えており，食事はいつ開始できるのかと尋ねることが多く，人生の最期が差し迫っているとは知るよしもなかった。この状況に対応すべく，伝え方についてチームで話し合った。結局，受け持ち看護師から，本人が判断できるような情報にまとめて事実を伝えた。本人の反応は「そうなんだ」とすんなり受け入れた。皆が一安心したのも束の間，後日，伝えた受け持ち看護師に対し，「あいつが迫害してくる」「転院させようとしている」などの妄想が出現した。症状に隠れて感情が読み取りにくいからこそ，アセスメントして背景の理解に努めた。そのうえで，あまりの出来事に受け止めきれず妄想の形でつらい現実を受け止めようとしていると理解した。それ以降，看取りに関する話をすると怒りが前面に出るため話し合うことができず，本人のペースを待つということになったが，チームの方向性は迷走した。

　転機となったのはチームで話し合い発想の転換ができた時である。本人を尊重するためにどのように伝えるか，ということに焦点がおかれていたが，いまは受け入れられる段階ではないので，いまできることをしようと楽しい話や，本人の希望を確認することに方針を変えられたことである。怒りを表出したとしてもそれはよしとし，可能な限りオープンクエスチョンで話をするようにして，鈴木さんの言葉を引き出すようにした。そうすると，時に怒り出すことはあったが，好きな将棋を指したい，花見がしたい，星が見たいな

53

どの希望を語ってくれた。ここから，実現に向けて鈴木さんと話し合いができるようになった。まず，将棋は長時間の座位保持が困難であったため，ラジオで代替し，花見については写真と，準備できる範囲の生花を，そして星については看護師の好意でウォールステッカーを部屋に飾り対応した。入院生活は制限が多い。長期入院の方にとって看護師が自分の希望を叶えてくれるという体験は心地よかったのかもしれない。それ以降，怒りを表出することは減っていった。

　しかし，これで看取りの準備が整ったわけではない。表面的な希望は叶えたが本質的な査定が行われていないからである。そのためチームで情報を整理した。長く本人とのかかわりのある看護師から以前，家族に会いたいと話していたという情報があがった。これまで意思を推察するのはどこか定型的だったが，その人を尊重するのであれば，慣例的な病棟業務からの脱却も必要である。面会を拒否していた家族に，1度だけ顔を見に来てほしいとくり返しお願いした。最初は，「行くつもりはありません。電話しないでください」と拒否的な態度が続いていたが，本人の状態は落ち着いており，家族との面会を希望していること，家族の不安は当然のことなので，面会には看護師が立ち会うことなどを手紙で伝えた。しばらく反応がなく，なかば諦めていた時に返信がきて面会してくれることになった。この面会は本人が言語的に希望したものではない。しかし，面会した家族は本人の手を握り，本人とともに涙する場面があった。それから，家族は定期的に面会に訪れ，両親や昔の話をしてくれた。患者は身体的には苦痛もあったが精神的には穏やかな時間を過ごした。

　こうしてようやく鈴木さんの意思を確認する段階に向かうことが

できた。家族と事前に話をして，本人が意思を示したらそれを叶えてあげたいということを共有し，家族に話をしてもらった。本人は思いのほか明確に，「ずっと病院にいたからここがいい。家族にも会えたし，思い残すことはない。でも痛いのは嫌」と，ほとんど単語のような発語であったが，家族が意思を確認しながら看取りに関する思いを語ることができた。

　看取りに関する意思を確認する方法は本人のペースを尊重することではないかと思っている。意思を表出しない，できないと考えるのではなく，沈黙という意思表示もあり得るというくらいの幅をもたせて多様性に対応すべきである。限られた時間でできることをする。今回のように，うまく調整ができて意思を尊重できたケースばかりではない。人の意思はその時々で変わる。だからこそ，支援者が最後まで本人の意思を尊重する姿勢を保ち続けることが必要なのではないか。

【引用・参考文献】
日笠晴香（2015）：意思決定における自律尊重の考察 価値の一貫性と変化の観点から．生命倫理, 26, 96-103.
高橋在也（2019）：支援と自己表現の交差点としてのACP．看護展望, 44（11），27-30.

意思の確認ができないと感じる
患者の看取り—医師の立場から

精神科での看取りの現状

　看取りについて語ろうとするとき，まずそれはいつでどのような状態をさすのかということへの理解，あるいはイメージが，専門職と当事者，そして同じ専門職の間でも非常に異なるということに気づく。私たちは同じ言葉を使いながら，実際にはそれぞれが異なる状態を念頭に置いている。加えて，「本人の意思が確認できない」という課題設定も実に曖昧である。「本人の意思が確認できない」と看取る者が感じる状況には2通りあり，1つは重い精神疾患などによる判断力の障害などの認知機能の障害のために「そういったことに関する意思表示をする思考力がない」と感じるとき，もう1つは意識障害のために「意思表示ができない」と感じるときだが，最期の瞬間まで意識が保たれることはほとんどないという意味で言えば，誰もが「意思表示ができない」状態で亡くなる。

　2014年に厚生労働省が公表した資料によれば，精神科からの死亡退院者数は増加傾向にあり，2001年には14,952人であったのが2011年には22,584人と，10年の間に1.5倍に増えている（厚生労働省，2014）。精神科での看取りの機会は増えていると考えられるが，精神医療・看護に携わる者にとって看取りの時間に立ち会うことが一般的になったかというと，決してそうではない。一方，退院に向けたソーシャルワークが進捗していないなら，長期入院者がいつかその病院の

なかで亡くなることは当然想定されることである。

　統合失調症患者の死は一般よりも早くに訪れる。統合失調症患者の寿命は一般人口と比較して15〜20年短く（Lee，2018），寿命の短さは身体合併症によるところが大きい。身体合併症による死亡としては，心血管系疾患，がん，呼吸器疾患が多いことが報告されており（Piotrowski, 2017, Olfson, 2015），とくに呼吸器疾患については，肺炎とインフルエンザをあわせると死亡リスクは一般人口の7倍に上る（Olfson, 2015）。

統合失調症患者の誤嚥性肺炎

　統合失調症患者の主要な死因の1つである肺炎を通じて，長期入院者の看取りについて考える。統合失調症患者で嚥下障害が起こることはよく知られたことで，統合失調症の長期経過のなかで嚥下障害が進み，誤嚥性肺炎をくり返しながら，いつか経口摂取を諦めなければならない時がくる。

　一般には後期高齢期にみられる誤嚥性肺炎について，当院入院例を対象とした調査で，統合失調症患者の誤嚥性肺炎の発症は58歳を境に急増し75歳から減少することが明らかになった（稲熊，2018）。このデータは，後期高齢期に肺炎のリスクが減るということではなく，統合失調症患者が75歳以上の後期高齢期まではあまり生きられないことを示唆する。

　一般よりも早期に誤嚥性肺炎が生じ重症化する背景には，複合的な要因の関与が考えられる。統合失調症の長期経過，長期にわたる向精神薬の服用，向精神薬および，その副作用に対して処方される

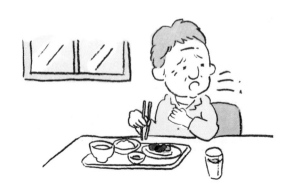

抗パーキンソン病薬による便秘，便秘に対して処方される不適切な下剤の連用で生じる巨大結腸症，動きが悪くなった消化管の吸収障害を背景とした慢性の低栄養状態，巨大結腸症により拡張した結腸の圧迫による胃内容物の逆流，抗精神病薬の副作用である錐体外路症状による頸部の後傾，かきこみ食いなど誤嚥をしやすい習慣など，それら個々の要因がどのように関連して身体機能に影響を与えるのかエビデンスは十分ではないが，医原性をふくめた種々の要因が想定される。

　当院身体合併症病棟群からの死亡退院例について，2018年度の全入院1,161人のうち死亡退院は52人，死亡退院のうち統合失調症患者は17人だった。当病棟群に転院あるいは転棟する直前の精神科入院の入院期間が1年以上の者を長期入院と定義すると，死亡退院した統合失調症患者のうち長期入院者は8人で，入院期間は平均10±11.7年（1年-30年），死因内訳は肺炎が最多で6人であった。病棟群全体の死亡退院の平均年齢が73.0±14.2歳だったのに対して，統合失調症の死亡退院では61.1±12.6歳であった。そして統合失調症の死亡退院例について，当病棟群に転院あるいは転入した時点で禁食にな

っていたのは2人であったにもかかわらず，8人全員が著しい低栄養状態であったことは注目に値する。

　このような低栄養状態を背景とした終末期の病像は，一般には老衰として理解される。一般的な老衰の経過と統合失調症患者の低栄養状態とが異なるのは，彼らの食事摂取量が減っていないことである。十分なカロリーを摂取していて，これといった身体疾患がないにもかかわらず，低栄養状態になり老化が進行していくことが長期入院者の特徴と言える。長期経過のなかで低栄養状態が徐々に進行してゆくと考えられ，私たちは，終末期と認識するずっと以前から緩徐な老衰の経過をみているのである。

　終末期医療は死に向かっていく医療であり，回復をめざす医療とは質が異なるものであると多くの医療者が考える。しかしながら看取りの方針を決めようとするときにもっとも難しいことは，かかわる者が，いまが終末期であるという共通の認識をもつことである。肺炎治療のための転院依頼を受ける時に，終末期という認識があるかと前主治医や付き添ってきた看護スタッフに問うと，「歩いて食べられているので，終末期だとは思わない」と言われることが多い。しかし，誤嚥性肺炎の多くは嚥下機能が障害された状況で起こり，誤嚥性肺炎をくり返すようになるということは近い将来食べられなくなるということである。食べられなくなるという事態が見え始めた時点で，問題はもはやその都度の肺炎の治療にあるのではなく，すでに終末期医療の課題が生じつつある。

幻覚妄想状態，思考障害と医療上の意思決定

　「いざ看取りとなったときに準備ができていなくて戸惑う」という話をしばしば耳にする。あわただしくそのような状態になった，というニュアンスが含まれるが，しかし実際にはおそらく何年も前から終末期に向かう道はついている。そうわかっていたら準備をするだろうか。診察室で出会ったある認知症患者の介護者のことばを紹介したい。

　「最初に診断されたときに，認知症はどういう病気で，家族がこれから先，どういうことで困るようになるって，教えてもらっていたら，違ったかもしれないと思うんです。もの忘れが増えて怒りっぽくなったということと，それから10年くらいしたら寝たきりになって，どこで，どういうふうに死にたいのか，考えないといけないってことがつながっているなんて，誰も教えてくれなかった。私たちも知ろうとしなかった。本人がどうしたいと思っているのか，いまからじゃあ，もう，わからないですよ，話ができませんもの。

　でも話ができていたときだって，簡単に答えがでる話じゃないから，そういう話を避けていましたよね」

　慢性期の統合失調症患者にかかわる医療者も同じなのではないか。「まだそういう話をする段階にない」とことを先延ばしにして「もうそういう話はできない」段階に移行し，結局どのような時期にもそういう話をしていない。そして精神医療のなかでは常に，「そういう話ができる患者でない」として話し合う機会をもたないことが許容されてもきた。転院依頼を受けるときに，本人は治療についてどのように考えているのか前主治医や付き添ってきた看護スタッフに問

うと，ほとんど常に「そういう話ができる患者でない」という返答が返ってくる。そう回答してよいだけの試みをした結論だろうか。

多くの予想に反して，重い精神疾患を抱え，幻覚妄想や思考障害があっても，医療上の意思決定にまったく参加できないということは実際にはあまり多くない。日常診療のなかで嚥下障害が進行して食形態を変更しなければならなくなるときに，その説明をする。「常食がいい。こんな犬のえさみたいなのは嫌だ」「おかゆは嫌いだ。パンがいい。みんなみたいにそばとかうどんも食べたい」そんな答えが返ってくる。ペースト食以外では，食べれば数日で発熱し，肺炎のために禁食にすることのくり返しだったから，ペースト食しか出せないと話す。しばらく拒食が続き，ある日，「腹のなかに犬がいっぱいいるから腹が減って仕方ない。今日のはおいしいね」と言って食べるようになった。幻覚妄想はしばしば，現状を受け入れる方向に変化する。

「食べ物を飲み込む力がなくなってきています。食べられなくなったらどうしたいですか？」と聞いてみる。「食べられなくなったら終わりだ」と言う。「食べられなくなっても鼻から管を入れて栄養を入れて生きることはできます。栄養を入れなければ生きられる時間は短くなるけれども，無理にしようとは思いません」と話してみる。「口から食べたら肺炎になっちゃうんじゃ仕方ない。鼻から管入れてください」と言うこともあるし，「そんなのは嫌だ」と言ったりもする。「鼻から管を入れてください」と言ったけれども，それは経鼻胃管の自己抜去をしないという決意表明ではない。自己抜去する度に問いかける。「どうしたいですか」。「抜いてないよ，鼻から栄養入れるのをお願いする」「やっぱもうやめる」。

それらすべてが意思表示であり，幻覚妄想があって思考障害があったとしても，生きる主体が本人である以上，そういった意思は尊重されてしかるべきものだと考える。人は同時に異なる感情と相矛盾する意思をもち，またその意思も，身体の変化を受けて刻々と変化していく。気持ちは揺れ動き，人の意思は，日々の何気ない会話のなかに潜み散らばっているものであって，決してわかりやすく設定した場面でだけ表示されるわけではない。

　揺れ動くことが人の自然な姿であり，揺らぎない確固たる信念だけが人の意思として認めるに足るというような思い込みは，誰に対してももつべきでない。患者に求めるより前にまず，私たちの側が「そういう話ができる患者ではない」という認識を変え，身体の状態を伝え，考えうる治療の選択肢を提示し，彼らが治療に参加できる努力を重ねることから始めなければならない。

良い看取りというものがあるとするならば

　彼らは自分が受ける医療を選びたいというあたりまえの意思と，生や死に対するイメージをもっている。ただ，長い非自発的入院のなかで，拒薬なく，暴力なく，離院なく，病棟生活に適応し決められた治療を受けること，換言すれば意思を形成したり表示したりせずに過ごすことを望まれ続けるうちに，わかりやすい形で医療者に伝えることをしなくなったに過ぎない。人が自由に生きる権利を制限しながら，人生の最終局面を意識せざるを得なくなると突然「どうしたいのか」と問い，医療者にとって受け入れやすい答えを期待する，私たちはそのような自身の態度の矛盾を自覚しなければならない。

　良い看取りというものがあるとするならば，それはおそらく良く
生きるということの終わりにあるものだろう。叶うと思わなければ
人は意思を形成することをやめてしまう。医学的状況の正確な評価，
最善のいまを実現するための医療と看護のスキルをもってなお現実
に存在する社会的制約のなかで何が実現可能なのか，思い込みによ
る限界設定を超えることがまず大切なのではないだろうか。

【引用・参考文献】

Collard, R. M, H. Boter, et al. (2012)：Prevalence of frailty in community-dwelling older persons：a systematic review. J Am Geriatr Soc. 60 (8), 1487-1492.

Dodds, R. M, A. Granic, et al. (2019)：Sarcopenia, long-term conditions, and multimorbidity：findings from UK Biobank participants. J Cachexia Sarcopenia Muscle.

福田陽明，井藤佳恵，村端祐樹，佐々木亮，頃安英毅，樫山鉄矢，齋藤正彦 (2019)：精神科患者の医療上の意思決定支援について 身体的急変時の延命処置希望に関する取り組みから．精神神経学雑誌，4 (suppl)，202.

Haga, T, K. Ito, et al. (2018)：Risk factors for pneumonia in patients with schizophrenia. Neuropsychopharmacol Rep. 38 (4), 204-209.

稲熊徳也，井藤佳恵，齋藤正彦 (2018)：誤嚥性肺炎が長期化する統合失調症患者の臨床的特徴．精神神経症学雑誌，特別号，s675.

厚生労働省 (2014)：長期入院精神障害者をめぐる現状．第8回精神障害者に対する医療の提供を確保するための指針等に関する検討会．

葛谷雅文 (2019)：サルコペニアの病態と新しい診断基準．内分泌・糖尿病・代謝内科, 49 (2), 146-152.

Lee, E. E, J. Liu, et al. (2018)：A widening longevity gap between people with schizophrenia and general population：A literature review and call for action. Schizophr Res. 196, 9-13.

Olfson, M, T. Gerhard, et al. (2015)：Premature Mortality Among Adults With Schizophrenia in the United States. JAMA Psychiatry. 72 (12), 1172-1181.

Piotrowski, P, T.M.Gondek, et al.(2017)：Causes of mortality in schizophrenia：
An updated review of European studies. Psychiatr Danub. 29(2), 108-120.

鈴木一恵，手塚由紀子，土屋恵（2019）：精神科閉鎖病棟入院中の統合失調症
男性患者におけるサルコペニア，SMI，握力についての検討．日本臨床栄養代謝
学会 [cited 第35回日本臨床栄養代謝学会学術集会抄録, Available from：https://
www.meeting-schedule.com/jspen2020/.

家族に託された願いを
支援する

　より良い看取りを提供するために，最期をどこでどのように過ごし，誰に会いたいのか，いざその時になってからでは確認できない希望を，日ごろから話しておきたい。こうした希望をあらかじめ明示している人もいれば，誰かに聞かれてそれを機に考える人もいる。あるいは，聞かれても定まっていないかもしれないし，はぐらかして心のうちを明かさないという人もいる。必ずしも医療者に伝えるわけではなく，家族や友人との会話のなかで意思を示している，あるいは病棟のホールで患者同士が話しているなかに，患者の思いが散りばめられていることもある。

　看護師が患者とそうした話のできる関係を築いていればよいが，視点を変えてみると，患者が伝えたい人を選んで伝えることができるなら，必ずしも看護師でなくてもよい。問われるのは，本人の希望に沿ったケアを提供できるかどうかである。本人が誰かに伝えた願いを看取りにかかわる者がタイミングを逃さずに共有できるだろうか。本人の願いを叶えられるように，柔軟に意思決定できるチームをつくれているだろうか。そのときの対応力は，日ごろからの患者や家族，医療チームなどの関係性の積み重ねによってつくられる。

　ここで，患者が家族に希望を託していた事例を紹介する。

ある精神科病院の事例

　川井さん (仮名) は統合失調症で, 16年におよぶ超長期入院を経て, もうすぐ80歳を迎えようとしていた。多量の向精神薬の影響で嚥下機能が低下し, 誤嚥性肺炎を起こし, 一時的に薬が減量されると, 精神症状が悪化し妄想が激しくなるということをくり返していた。胃ろうをつくることは希望せず, 口から食べれば食べ物をかき込んで誤嚥性肺炎になる, そんなことをくり返すうちに, 徐々に身体機能が低下した。

　だいぶ衰弱して, いよいよ病棟での看取りを覚悟する時が来た。この病棟には身体管理の設備の整った病室がなかったため, 唯一配管設備のあるナースステーションにベッドを移すことにした。最期を迎える準備が進むなか, 思いがけず弟夫婦から本人の意向が知らされた。川井さんはクリスチャンで, 最期は牧師による霊的ケアを受けたいと望んで, 本人がずいぶん前にこの希望を書いて弟夫婦に伝えていたというのである。

　精神科病院で, ホスピスのようにチャプレンがいるわけでもなく, 臨床宗教師の活動にも縁のない状況で, 宗教的なケアは初めてのことだったが, 看護師も担当の医師も異論はなく, 川井さんの希望に沿っていこうと方針が定まった。牧師が通ってきて, 閉鎖病棟のナースステーションの片隅のベッドでしばらくの間, 本人と話をしていくということが数日続き, その後, 川井さんは息を引き取った。

家族に託された患者の願いを共有する

　これは本書の企画に際して提供いただいた事例である。長期入院患者が多い療養型の病棟において，患者の高齢化や身体合併症への対応が迫られるなかで，川井さんの看取りは病棟にとって印象深い事例であった。

　長期の入院生活において，川井さんは病棟の看護師とも良好な関係だった。それでも，いざその時になって弟夫婦からの情報で初めて本人の意向を知ったのであった。身体的な異変があったときに検査をするかどうか，治療をするかどうか，そして延命処置をするかどうか。人生の最終段階における意向は，医療的な検査やケアだけではない。特に信仰については，入院生活のなかでもあまり話題にならず，長期入院の患者に対してあらためて聞くこともないのではないだろうか。病棟の看護師は弟夫婦から牧師に会わせたいとの申し入れがあったときに，驚きながらも「そういえば川井さんはクリスチャンでしたね」と看護師も以前の会話からの情報がつながった。

　また，この事例で本人の意向を汲んで対応することができた背景には，家族との関係性がある。日ごろから病院のスタッフと家族が良好な関係で，弟夫婦が病院近くの教会にお願いして牧師の訪問を手配するなど協力があったことで，限られた時間にもかかわらずスムーズに手続きが進んだ。

家族との関係をつなぐ

　この事例は患者と家族との関係性のほか，家族に対する病棟の師

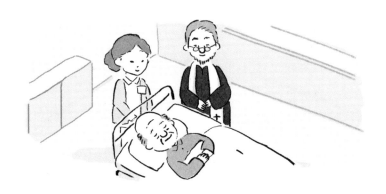

長やスタッフの日ごろの対応の積み重ねも功を奏した。長期の入院のなかで，患者が歳をとり時折体調を崩して，徐々に衰弱していく過程は，病院でともに過ごす医療者にとってはゆっくりと進んでいくように感じられる。しかし，長期に渡って本人に会わずに過ごしてきた家族が，突然急変したという連絡を受けたら，その変わりようを受け入れられない場合もある。こうした認識のズレは，時に病院への不信感につながりかねない。そうならないように，日ごろから症状の変化や誤嚥，発熱など，一時的と思われることでも家族へ連絡をとり，状況を伝え続けることが肝要である。この病棟では，患者の家族と良好な関係を保ってきたことはもちろんだが，長期入院の家族が疎遠にならない工夫として，日ごろから家族へ連絡をとることを意識している。また，家族もその時々で意向が変わることがあるため，連絡をとったこと，そこでどのようなやりとりをしたのかを記録に残すようにしている。

医療チームで看取りを考える

　いざその時がきたら医療チームが意思統一できることも重要である。家族から本人の意向を聞いた看護師は驚いたが，医師に相談したところ「ぜひ本人の意向を尊重して対応しましょう」とすぐに賛同を得ることができた。医師も看護師もできる限り本人の意向を汲んで対応したいという思いが一致したことで，牧師が病院に入るという初めての試みもスムーズに運んだのである。

　がんをはじめとする身体疾患によって命の終わりに向き合わなくてはならなくなったときに，私たち医療者は何をどうケアしたらよいのだろうか。そのとき精神科の患者だけは，特別なのか。いえ，私たちがかかわる1人1人が皆，特別なのである。

　今後，精神科病院における看取りはもっと増える。入院患者が高齢化し，看取りを迫られるなかで，個人も看護や医療のチームも迷い，手探りで対応している。現時点で，看取りの医療・ケアの体制が整ったといえる病院はまだ少ないのが現状である。もちろん1人1人の患者の個人史も疾患も異なり，かかわる医療者の思いもさまざまで決まった形はない。医療やケアに求められることもこれからますます多様になるだろう。そうしたなかで，私たちが柔軟に対応していくためにどう準備していけばよいのか。それぞれの現場で経験した事例を積み重ねるなかで，次に最期を迎える患者により良い看護を提供できるように備えていくのである。

看取り

　ある精神科病院での臨終から出棺までのプロセスです。危篤状態であることが病棟師長より他病棟や他部署の職員に伝達されます。公ではなく「A病棟に入院中のBさんを知っている」職員になんとなく伝えられるのです。

　場合によっては勤務中にお見舞いに行く職員もいます。それをどの病棟の師長も許諾してくれます。その後，臨終を迎えると該当病棟から霊安室への安置や出棺する時間の連絡が入り，順番に線香を手向けます。どんなに忙しい状況であっても，思い出深い患者への最期の別れには誰もが協力的となります。

　このプロセスは，マニュアル化されてはいません。いままでの各職員の経験をもとに暗黙の了解のなかで確立してきた経緯があります。それだけ，長期入院患者の死に対して病院全体が決しておろそかにせず，精神科病院で生きてきた証を敬ったのではないかと思います。同時に，職員の霊安室に向かう姿を見た新人看護師は，該当病棟でなくともなかなか精神科病院では訪れない死について間接的に触れることで，看護師であるという自覚も増していくのではないかと思います。

　近年，火の取り扱いの問題により線香を手向けること，ロウソクに火を灯すことをしない病院もありますが，多くの職員が患者とのお別れをするために霊安室に訪れ，焼香する。そして，故人の思い出にふけります。このことは，患者ー看護師双方にとって別れのセレモニーになるのではないでしょうか。

第3章

看取りに向けた
チームマネジメント

看取りに関するカンファレンス

なぜ多職種で看取りに関して話し合うのか

　患者の最期の医療やケアにおいては，多職種で情報を共有し話し合う場が必要となる。この効果は，すべてのスタッフがその患者の終末期に対して共通した認識をもって対応できることである。

　長期入院患者の看取りに関して，あらためていくつか課題を下記に整理する。

①終末期・看取り時は，医療行為が増え，看護師が中心となる。そのため，亡くなる前は作業療法士や看護補助者との交流が少なくなる，もしくはなくなる。

②終末期医療とケアについての考え方の個人差がある。職種や年齢，これまで身内のターミナルに接した経験があるかどうかによって死生観が変わる。特に，医師の意見が大きく影響して，長期入院患者自身がどのように亡くなりたいかが反映されにくい。

③病院では多数のスタッフがかかわっており，勤務時間帯によってスタッフの入れ替わりがあるため，意識を統一して同じかかわりをすることが難しい。

　こうした課題を解決するためにもカンファレンスが重要な意味をもつ。高齢者の終末期への多職種でのかかわりとして，「カンファレンスを開くことで，かかわる側と患者家族との間だけでなく，われ

われのチーム内の信頼関係も深まる」（原, 2011）という指摘もある。①患者の意思を尊重した看取りケアプランの策定，②急変時の対応，③家族対応，④看取り後の手順の確認などが話し合われ決定していくことは，単に手順や方法を確認するだけでなく，チーム間の関係性の構築や私たちのメンタルヘルスにも大きな影響を与える。長期入院患者を看取ることは頻繁に起きない事象であり，場合によっては病院全体でのトピックスにもなるだろう。だからこそ，しっかりと倫理観をもち，人権を阻害しない看取りができるよう話し合うことが必要なのである。なぜならば，彼らは「やっと退院できる」し，かつて収容型医療と呼ばれた精神科病院や差別・偏見の対象となった精神障害からようやく解放されていくのである。

話し合いによって看護師にもたらされるもの

　看取りをカンファレンスで話し合うことで，いったい何が看護師にもたらされるのだろうか。下記の事柄があげられよう。

- 人として，精神障がい者として生きることの意味について考えられる
- 精神科病院で死に逝くことについて検討ができる
- 施設における看取りに関する考え方を深められる
- 患者本人，家族とのコミュニケーションが促される
- 身体機能低下と変化への対応についての知識が得られる
- 夜間，緊急時の対応や施設におけるマニュアルの整備ができる

　これらのように，あらためて精神科病院のあり方や課題，長期入院患者の現状と課題が理解できるであろうし，病院全体でどのよう

な看取りをしていくのかという方向性の確認も行える。

　今後，増加していく看取りへの問題について組織に提言できるよう，カンファレンスの充実をはかり，内容を集約して，積み重ねていく必要がある。そしてカンファレンスを行うことは，看取りに際しての看護師の揺らぎを防ぐための準備にもなる。看取りケアや急変時対応など，これまで経験のない看護技術に対しては，新人からベテラン看護師まで誰もが不安をもっている。特に新人看護師は，死に触れたことがないという場合もある。はじめて遺体に触れるのが患者ということもあるだろう。

　看取りにおいて看護師には業務増加による疲弊や怒り，自分の勤務時に死が訪れなかった安堵感など，さまざまな感情が生まれる。揺らいだ感情は看取りの対象者だけでなく，他の患者に負の影響を与えたり，インシデントのきっかけになる。カンファレンスの場を設けるということは，看護師のメンタルヘルスの維持の助けとなり，事故を予防する要因にもなる。

カンファレンスにおける看護師の役割

　重要なことは，看護師が患者の本音をカンファレンスのなかで代弁者として伝えられるかである。患者によっては，死という現実を認識できない状態であったり，コミュニケーションや理解度，意思決定の問題により，予後に対する意思が明確ではないことやその内容が変化することもある。患者のそばにもっとも長く，近く存在した看護師が患者は何を望んでいたのか，患者は死についてどのように考えていたのかという課題を提言し，議論すべきではないだろう

か。そして患者（家族）の意思を尊重したケアプランの作成を検討することが必要なのである。

　ただし，カンファレンスに参加する人の職種や役職，看取りケアの経験知，そして死生観などによっては，患者の意見が反映されず，カンファレンス参加者の意向で死のプロセスが決定づけられてしまうこともある。誰もが納得できた看取り時のケアのプロセスでなければならない。看取り時におけるケアで必要と考えている事柄の上位は，「痛みなどの苦痛の緩和」「患者（家族）への精神的な支援」「患者（家族）との十分な話し合い」などが一般的だが，精神科病院でも同様である。これらを患者の立場から申し立てることが看護師の役割だといえる。

長期入院患者の看取りに関するカンファレンスの実際

1）患者の状況

　井島さん（仮名，統合失調症，女性）は，24歳で結婚，25歳と30歳で出産。第二子の出産を機に発症し，入退院をくり返していたが，33歳で離婚した後，長期入院となった。連絡先は井島さんの弟であった。この病棟には20年間入院している。

　10年前に転倒，骨折し，車イス生活となった。被害妄想は抗精神病薬でコントロールできていたが，軽い躁うつ状態をくり返している。入浴介助の際，左乳首より浸出液があるのを看護師が発見した。婦人科で乳がんと診断され，手術は不可能な状態であり，余命3か月と病院職員には伝えられたが，本人には告知されていなかった。

2) 病棟の状況

　井島さんが入院したのは慢性期病棟であり，夜勤は看護師と看護補助者の2名で対応していた。中央配管の設備はない。患者の平均年齢は68歳で，3／4以上が10年以上の入院となっている。退院支援を積極的に実施しており，長期入院患者の退院は年間2〜3例程度である。終末期にある患者はおらず，病棟において看取った患者の数はわずかで，死後処置の経験のある看護師も少数であった。

3) 病棟スタッフの葛藤

　井島さんの乳がんとその余命を理解した病棟看護師（以下，スタッフ）には，さまざまな感情が湧いた。婦人科からの情報は，主治医に伝えられていたが，今後の方針について話し合われることなく経過していた。井島さんは受診後から意欲が低下し，表情もさえない状態になった。同時に，スタッフは以下について話題を出していたが，チーム全体としてのカンファレンスは開催されていなかった。

- 患者への告知はどうするのか，誰がするのか，しないのか
- 看取りはどこまでするのか，DNAR（Do Not Attempt Resuscitation：蘇生措置拒否）の指示がない
- 家族とこのまま会わずに亡くなってもよいのか
- この病棟で看取るのか（身体ケアや急変への不安，死後処置の不安など）
- この病棟で身体疾患をケアするのか（中央配管のなさなど）
- 夜勤時の不安，看護師1人ではほかの患者を看られない

　病棟師長から精神看護専門看護師（以下, CNS）に,「病棟全体が不安と葛藤の状況にあり, スタッフが団結できていない」と相談があった。井島さんの看取りに対する本質的な対応について考えるよりも, スタッフには, 漠然とした不安, 未経験の技術への不安が顕著に表れていた。CNSは状況を把握するために, チームに入りながらスタッフの思いの確認を個別に行った。そのなかでは,「自分の夜勤のときにあたりません（死にません）ように」という不安や,「身体疾患を看られる病棟に転棟すべきだ」「主治医がはっきりしてくれない」など鬱憤があった。

　CNSは, 井島さんの看取りに対する病棟としての方針を確認するため, 複数回のカンファレンスを実施した。特に, 井島さんの意向（意思決定）から, 病棟スタッフ本意の看取りにはならないように, くり返し確認することが必要であった。この理由として, 重要他者である弟は, すでにすべての内容を病院に依存しており, 井島さんの意思の代理者として医療者がその役割を担う必要性があったからだ。

　カンファレンスでは, 臨床倫理4分割法（Jonsenらが『Clinical Ethics』(1992)にて示した倫理的な症例検討の考え方,「医学的適応」「患者の意向」「QOL」「周囲の状況」の4項目に沿って検討を行う方法）を一部参考にしながら, 井島さんを取り巻く状況から, 何が起きているのかを整理した。カンファレンスは本人を除き, 主治医, 病棟師長, 看護師, 精神保健福祉士をはじめ, 看護補助者, 作業療法士, 公認心理師など多職種で構成した。

カンファレンスの流れ

1）第1段階

　井島さんがどこで亡くなるのがよいのかという確認と，井島さん自身の意向を確認し合った。婦人科受診後は，意欲低下に伴ってコミュニケーションがとれる状況ではなくなり，死という現実を告知した場合に予想される精神的なリスクが高いため，告知は保留と判断された。

　井島さんを10年担当している受け持ち看護師から，骨折した際に「長生きして息子に会いたい。だから受けられる治療は受けていきたい」という意向があったと意見があった。しかし別の看護師からは，婦人科受診の際に「ガンかな。死ぬのかな。もういつ死んでもいいや」と発言したという意見もあった。いずれにせよ，治療できる状況ではないことをどのように伝えていくかの課題は残った。

2）第2段階

　精神保健福祉士は家族（弟）に連絡し，現状の説明を主治医から電話で行った。井島さんの息子に会いたいという意向を伝えたが，家族は「できる範囲で……。亡くなった後に連絡してください」と話し，DNARであること，生前には会わないことが確認された。井島さんの気持ちを尊重したいが叶えられず，このままでいいのかという葛藤が医療チーム内に生じていた。カンファレンスでは，主治医より告知をし，残された人生をより良いものにしていくことを確認した。

　主治医は井島さんに病名，余命などを告知し，チーム全体でケアにあたること，痛みのコントロールは内科医と相談のうえ実施して

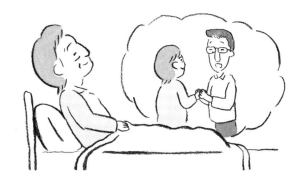

いくと伝えた。井島さんはその意味を理解できており，「そうか，死ぬのか」とポツリと語った。

3）第3段階

　この時期の井島さんは痛みのコントロールが中心であったが，十分にコントロールできていなかった。全身管理が開始されても，大声で騒ぐ，立ち上がる，点滴を抜く，酸素マスクを外す行動が見られ，看護師らは疲弊していた。井島さんへの怒りから，「叱責してしまった」と内省を語る者もいた。食事はとれなくなり，やせ細っていき点滴の施行が難しくなった。

　主治医から点滴の施行は無理しないでよいと指示があった。しかし看護師からは，輸液が必要な状況というアセスメントをし，また鎮静をさせない医師への怒りが現れていた。この背景には身体ケアへの不安，夜勤など業務過多による他患者への影響など，あらゆる部分で葛藤と不安があった。

　そこで看護チームだけのカンファレンスを複数回開催した。井島さんがこの病棟で亡くなることは本当にベストなのかと疑問を抱い

ていることは，看護チームの誰しもの共通認識としてあった。息子に会えないで亡くなることや，65歳でまだまだ若いことなどを語り合いながら，元気な時期の井島さんを振り返ることで，どのような看取りケアがよいか話し合うことができた。

4）第4段階

　意識水準が低下し，傾眠傾向になっていった。覚醒しているときは看護師と冗談を言ったり，息子のことを話した。井島さんはもうじき亡くなるということを理解しており，思い出話をなじみの看護師と語り合った。井島さんは，「息子に会いたい」と何度も語っていた。

　カンファレンスでは，看取り後の手順の確認（家族の到着時期，引き取りなど）と，最期に息子に会いたいという意向を家族に伝えていくことが決定した。井島さんの弟は子どもたちに現状を伝えたが，残念ながら会うことを拒否しているという報告があった。そして井島さんにはこの件は伏せておくことを確認し合った。

5）第5段階

　井島さんは，それから1週間後に亡くなった。CNSは死去後に井島さんの看取りはどうであったのか，井島さんにかかわった人に声をかけ，デスカンファレンスを開催した。デスカンファレンスでは，おのおのが思い出話にふけり，積極的な支援があれば退院できたのではないかということや，子どもに会えるように手配できなかった悔しさなど自由に語り合えた。

　長期入院患者が死去するという現実に触れたことで，自分たちの

看護技術の訓練の必要性や，自分自身の死生観について意見する者もいた。今後，増えていく看取りケースに真摯に向き合うこと，今回の反省をもとにいまの患者に何ができるのか考える必要性を確認し合えた（なお，デスカンファレンスについては第4章で詳述する）。

　私たち精神科看護師は，長期入院患者から直接「精神科看護」を学んだ（足立，2013）。その学びは，コミュニケーションをはじめとする対人関係や，彼らの呈する理解することが難しい妄想や言動，人権や精神医療の問題など多岐にわたる。そして，長期入院患者の死に対するカンファレンスを通じて，前もって十分に話し合うこと，患者の立場に立って「こうやって亡くなりたい」という意思を医療チームや家族に伝えていくことの重要性を学ぶことができるのである。

　カンファレンスという場をとおして，長期入院患者の死の過程について触れながら，患者の意思が反映されているのかを確認しあうことが，看取りに携わる者としての責務ではないだろうか。

【引用・参考文献】

原健二（2011）．高齢者の終末期への多職種でのかかわり．日本老年医学会雑誌，48，257-259.

Jonsen.A.R, Siegler.M.D, Winslade.W.J（1992）：Clinical Ethics: A Practical Approach to Ethical Decisions in Clinical Medicine. McGraw Hill.

足立恵子，真壁かおる，田代誠（2013）：精神障がい者の看取りに対するデスカンファレンスの意義．日本精神科看護学術集会誌，56（1），86-87.

看取りを行う看護師チームを
マネジメントする病棟管理者の役割

　精神科医療の現場，特に長期療養病棟で患者を看取るとき，看護師の心理にさまざまな不安や葛藤が生じる場合がある。一方で，病棟で長い時間を過ごし看護師とも慣れ親しんだ関係にある患者の人生の最終段階をどのように過ごしてもらうのかは，重要な看護介入である。こうした看護師の不安や葛藤に加え病棟に勤務する看護師1人1人の経験，価値観（死生観）などの違いは，チームとしての看取りのケアの「方向性の揺れ」や「認識のズレ」をもたらす要因の1つになると考える。

　病棟管理者はチームの状況を見極め，看取りのプロセスをイメージしながら，看護師チームの進行を把握し，調整していく。直接患者を支えケアするのは看護師であり，看護師の不安を捉え，安心してケア介入できるようにサポートし，全体の状況を俯瞰しながら，看護師チームの意思決定を支援することが求められる。

　筆者は，精神科慢性期療養男性閉鎖病棟の管理者である。長期入院の統合失調症患者，施設適応が困難な重度の自閉症や発達遅滞の患者が入院している。この病棟で肝腫瘍を併発してターミナル期を迎えた事例を通して，看取りを行う看護師チームをマネジメントする病棟管理者の役割について考えたい。

事例紹介──患者の希望をチームで支える

相馬さん（仮名）は70歳代前半の男性で，青年期に統合失調症を発症した。慢性的な妄想状態で入院が10年以上の長期となり，近年の状態像は統合失調症残遺状態であった。看取りの約1年前に肝腫瘍が指摘されたが，自覚症状がなく検査を拒否し経過観察していた。

看取りの3か月前の検査で，腫瘍が増大し上行結腸がん，多発肝転移，余命数か月と診断を受けた。それまでも疾患の自覚がなく検査を拒否していた経緯があり，本人への告知の時期，伝え方，誰が伝えるかなどについてカンファレンスを実施した。そして主治医と受け持ち看護師同席で病状について説明すると，相馬さんからは「わからない」，治療については「やりたくない」「いやだ」「必要ない」という言葉が聞かれ，疾患や治療についての理解は得られていないようであった。

しかし，貧血症状の悪化，ADL（Activities of Daily Living：日常生活動作）の低下に対して対症療法的な介入は必要との医師の判断で，親族（後見人）に病状や輸血の必要性を説明し了承を得た。1回目の輸血は合併症病棟に転棟して実施した。安全な身体治療が優先されるため，やむを得ず身体拘束され，ベッド上で過ごす時間が長くなり，合併症病棟から戻った時には体力が低下していた。この時，「安全な輸血のためとはいえ，慣れない病棟に移動し，不要な負担を与えてしまったのではないか」という葛藤が受け持ち看護師に生まれた。そこで受け持ち看護師は，今後の輸血はこの病棟で実施できないかとカンファレンスで提案した。その結果，2回目の輸血は病棟を移動せずに，医師，看護師が交代で見守りながら身体拘束するこ

となく実施した。

　その後，治療方針の妥当性，今後病状が悪化していくなかで過ごす場所について，主治医，合併症病棟の精神科医師，内科医師，合併症病棟看護師長，病棟看護師長（筆者）による合同カンファレンスを開催した。相馬さんの言動と病状から積極的な治療の対象ではなく保存的，緩和的治療が妥当であり，今後は症状緩和のために輸血などの対症療法を行い，相馬さんの願いをできるだけ叶え，慣れ親しんだこの病棟と職員に囲まれ安心して過ごすことが望ましいという方針となった。

病棟の現状把握

　病棟管理者として，病棟の患者構成（疾患，病状，看護度など），設備面（個室，酸素配管など），人員配置体制（休日・夜勤人数），看護師のレディネス（経験年数，身体管理経験，ターミナル期の看護の受けとめかた）などから，病棟で看取りのケアを行うための調整点，課題を明らかにした。

　病棟の定床は24床，うち保護室6室，個室2室，観察室2床，2人室1室，多床室2室であり，看取りには優先的に観察室を使うことを想定した。必要時は酸素配管，ベッドサイドモニター，点滴管理を行うことができる。看護体制は13：1で2人夜勤，休日は4人体制である。看護師は40〜50歳台が11名，20〜30歳台が5名で，約半数が合併症（身体管理）の経験者である。病棟の状況からは看取りの対応が可能と考えた。

　病状，治療方針に応じて相馬さんの最期の時間をこの病棟で過ご

させたいが，ここは精神科慢性期病棟で精神症状の対応が主であり，看取りの経験はほとんどない。看護師がこの事態をどのように感じているかを汲み取り，1人1人がこのケアに参加しているというチームの一体感をもつことが大事だと考えた。

チームの意思決定支援

2回目の輸血のころから看護師チームに今後の対応について不安や疑問が出始めた。そこでカンファレンスを頻回に開催し，1人1人の気持ち，不安や心配な点を言葉にできる機会，受け持ち看護師を中心に相談や提案を発信し広く意見を求める機会をつくった。

「最期まで慣れた病棟で過ごす」という方針が決まるまでにさまざまな意見が出た。「合併症病棟に移ると慣れない環境におかれるのが気の毒」「最期までこの病棟で看取りたい」「合併症病棟では身体は看てもらえるが，その人らしい生活は制約されるのでは」など病棟での看取りをする方向の意見があった。一方で「精神状態が悪い他の患者も看なくてはいけないのに身体管理の看護までできるのか」「2人夜勤で急変があったらどうするのか」「本人にとっては合併症病棟でしっかり治療やケアを受けたほうが良いのではないか」「死にゆく患者を看るのは辛い，荷が重い」など不安や，反対の意見も聞かれた。

病棟管理者として，患者が長年過ごし安心できる環境であるこの病棟で最期までケアし看取ることの意義と，看護師に負担と不安を強いるのではないかという思いから，看護師チームの方針の決定に迷った。看護師チームの不安の要素は2点あり，1点は疾病や治療への患者の理解が得られない状況で治療方針が患者にとって最善なの

か，病棟だけで決めてよいのか，という倫理的ジレンマ，もう1点は，この病棟で看取りをできるのかという不安であった。

治療方針については合同カンファレンスを開催し，慣れた環境と職員に囲まれ安心して過ごすことが望ましいとの方針が決まった。病棟の揺れる意見，病棟の状況，合同カンファレンスの方針を踏まえて看護師長として，最期までこの病棟で過ごしてもらうことを決めた。合同カンファレンスの検討内容と看護師長の方針を伝え，チームとしての意思決定を後押しした。

チームの不安への対応

病棟で看取りをするために生じる不安については，方針決定後も「どうしたら本人にとってより良い看護となり，安全が保持され職員の不安が軽減できるか」を皆で考え，カンファレンスで検討した。

病棟は万全の体制ではなく，限界はある。そのなかで，優先順位のコンセンサスを得ることに留意した。相馬さんの看護目標は救命や延命ではなく，安心できること，苦痛が少ないことであり，患者間トラブル，転倒など他患者の緊急を要する対応など，病棟としての優先順位を折に触れ整理・助言し，不安が解消し，判断や認識のズレが拡大しないよう努めた。

不安の意見はコンフリクトとして有効に捉え対応した。コンフリクトには，リスクマネジメントや，問題の核心が含まれていることがある。反対意見として排除することなく，丁寧に対応することで全体の安全や安心につながると考える。

受け持ち看護師だけに決定の負担をかけないよう，主体性や看護

観を尊重しながら困っていること，悩んでいることなどコミュニケーションをとりながら支援し，看護師長は必要に応じてチーム全体のマネジメントとしてチームの調整，全体の決定に関与した。

　カンファレンスは看護師全員が患者のケアに対して意見を述べ，方向性の決定に参画した実感がもてる効果があったと考える。カンファレンスの場で発言しにくそうな看護師には，個別に考えや気持ちを聞き，そうした意見を環境調整などに反映させ活かすことで，不安の軽減と参加の実感がもてるようフォローした。

医師との情報交換

　ターミナル期の治療では，主治医の死生観，倫理観は直接治療方針に影響するため重要と考える。そのため公のカンファレンスではもちろん，病棟管理者として日ごろから主治医との情報交換，細やかなコミュニケーションを心がけている。主治医と病棟全体の患者の状態，看護師のレディネス，パフォーマンスの情報や，看護ができる限界について共有する。主治医からは，患者の病状，今後の見通し，家族へのインフォームド・コンセント，患者へのインフォームド・コンセントと予測される反応，主治医の治療方針などを聞き，公のカンファレンスの場で検討が必要なこと，問題になりそうなことを共有する。そのうえで，看護師長から看護師への相談，調整および看護部への報告相談をすることが大切である。

　主治医と細やかに情報を共有することは，主治医と看護師チームとの意見の乖離や治療方針の独り歩きを防ぐだけではなく，治療や看護ケアを医療チームとして検討しながら取り組む風土ができると

考える。

　主治医と看護師で患者へのインフォームド・コンセント，患者の理解や受け止めの様子を見ながら治療方針の決定をしていくとき，病棟だけでそのプロセスを踏んでいると医師や看護師は不安な気持ちにかられる。真に患者の思いを汲み取っているか，医療者側の思い込みになっていないか，良かれと思っていることが患者にとって不利益になっていないか，倫理的に誤った方向に向かっていないか，などである。精神科では患者が疾患や治療方針を理解して選択することが難しい場合もあり，治療方針の決定にも医療者はさまざまな不安や倫理的ジレンマに悩むことがある。

　本事例では，治療方針，輸血の適応，合併症病棟に移っての積極的治療の適応が焦点となった。主治医が院内の合併症病棟の精神科医師に相談し，内科医師，合併症病棟看護師長，病棟看護師長（筆者）による合同カンファレンスを行った。病棟以外の立場の医療者とともに方針を検討したことで病棟主治医，看護師は「自分たちだけの思い込みになっていないか」という不安が解消された。

認定看護師の活用

　精神科病棟に勤務する看護師の多くは，ターミナル期の患者の身体管理・急変時の対応に対して，知識・技術・経験不足からくる不安がある。そこで認定看護師を活用した。皮膚・排泄ケア認定看護師には，浮腫や腹水の悪化による二次的な皮膚損傷を予防するための介入と助言を依頼した。摂食・嚥下障害看護認定看護師に安全に経口摂取してもらうための介入，精神科認定看護師には，ターミナ

ル期の看護について基本的知識の学習会を依頼し自然な最期を見守るケアの重要性を学んだ。看取りの時，看護師は慌てることなく対応し，静かに見守ることができた。

患者の希望を叶えるケアの実現

　看護師から患者の希望に対して提案があったとき，病棟管理者として最初から「難しい」「リスクが高い」と言わずに，できるだけ叶えられるように一緒に考えることが大切である。

1) 希望する食物の摂取

　希望の1つにおやつがあった。歯がほとんどない相馬さんが安全に好きな塩せんべいやあんパンを食べられるよう院内の摂食・嚥下障害看護認定看護師に相談し，安全な摂取について助言を受けた。せんべいやパンは誤嚥・窒息のリスクが高く，許可すべきか迷った。しかし，安全を優先するあまり相馬さんの日々の楽しみを損なうことになるのではと考えた。皆で検討し，摂食・嚥下看護認定看護師に相談し具体的な介入の注意点のアドバイスを得て後見人でもある親族に説明し，塩せんべいとあんパンを提供した。食欲が低下したなかでも好むものを食べてもらえたことは，職員にとってもささやかな喜びであった。

2) 故郷への外出

　相馬さんは長年「家に帰りたい」と希望していた。生まれ育った家は既になかったが，故郷の街の風景を見るための外出を計画した。車

で20分程の距離だが，身体がだいぶ弱っていたためリクライニング車いすの介護タクシーで主治医，受け持ち看護師が同行した。故郷はすっかり変わっていたが，車窓から景色を眺め，馴染みのデパートの食堂でデザートを食べた。

病棟管理者としては，安全に外出できるか不安があった。外出中に腸管穿孔・大量出血してショックを起こしたらどうするか，患者の安全を守れなければ看護師は精神的ショックを受けるのではないか，などである。しかし，残された時間には限りがある。医師とも話し合い，後見人でもある親族に急変の可能性も十分伝えたうえで，私たちの考えられる準備を万全にして出発した。結果，何事もなく相馬さんの長年の願いが叶えられ，看護師も達成感があった。病棟管理者の立場から想定されるリスクをアセスメントし十分な準備をすることで，安全面と患者の希望をかなえられると考える。

外出から2週間後，相馬さんは長く過ごした病棟で慣れ親しんだ医師や看護師に見守られ，大好きな美空ひばりの歌を聴きながら静かに息を引き取った。

看取り後の看護師チームへの支援

1）チームデスカンファレンスの活用

看取りの後，患者を偲び，治療や看護，生じた不安や葛藤を振り返り今後に活かすことを目的に，ケアにかかわった人たちでデスカンファレンスを開催した。看護師からは「本人の希望がかなえられてよかった」「慣れた環境で最期を過ごすことができた」「今回の看護を通して知識・経験を得た」「荷が重いと感じることもあった」「患

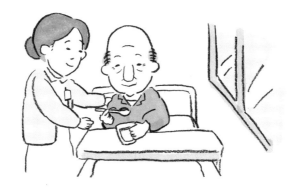

者の本当の願いがわからないジレンマがあった」「合併症病棟でしっかり治療やケアを受けたほうがよいのか迷った」などの意見が出た。

　治療方針を決定するまでの倫理的ジレンマについては，病棟でのカンファレンスに加えて合同カンファレンスでの検討で軽減された。方針決定後は，残された時間をどのように過ごしてもらうかチームで検討し，看取りまでの時間を充実したものにできたのではないか。精神科慢性期病棟での看取りは不安や負担に感じることもあったが，長年この病棟で過ごした相馬さんにとっては，安心して過ごしてもらえたのではないか，と振り返った。

　患者が亡くなった後に医療者は「もっと何かできたのではないか」「十分な看護ができなかった」という思いを残すことがある。精神科看護において看取りの機会は少なく戸惑うことも多いが，できる限り患者が生きている間に皆で検討しケアプランを立て介入すること，そして実践してどうだったかを率直に振り返るデスカンファレンスを活用することで「看取り」に向き合い，次に活かせると考える。

2) 看護師の想いに寄り添う

　看取りの後，勤務1年目の看護師が「最後に口にしたものが亡くなる前日のおやつのプリンでした。最後に食べるものって，大事ですよね。1つ1つの場面が患者さんにとってかけがえのないひと時になることを忘れません」と話してくれた。話しながら涙を浮かべたが，その涙は看護師の心を温める涙だと感じた。

　その日，受け持ち看護師は深夜勤務だった。珍しく相馬さんから看護師の手を握ったという。そして受け持ち看護師が勤務を終えてから命の火を静かに終えた。

　臨終のとき，勤務4年目の看護師が聴覚は最後まで残るという学びを思い出し，相馬さんが好きだった曲を流しながら相馬さんに呼びかけた。

　折にふれ，病棟看護師と看取りについて話す機会をつくった。話しながら涙する人，「ここで見送れてよかった」とさっぱりした表情で話す人，想いはさまざまだが，患者の人生の最期を看護したことは看護師自身を成長させてくれる貴重な経験であった。病棟管理者として，看取りのケアを実践する看護師の気持ちに寄り添い，率直に思いを語り合える存在であることは重要な役割と考える。

【引用・参考文献】

齋藤正彦，井藤佳恵（2021）：私たちの医療倫理が試されるとき 自己決定・自己責任論を超えて．ワールドプランニング，85-92（97）.

網井智子（2019）：精神科病院に長期入院されている患者のターミナルステージに寄り添って．精神科看護，46（9），48-53.

看取りに向けた多職種チームの方向性の明確化・共有のための調整

チームになるために

　看取りをするうえで大切なことは個人の多様性を保障することである。そのため，医療者個人の価値観にとどまらずみんなが納得できる看取りに向けて柔軟に対応しながら支援の方向性を具現化していこうとする姿勢が大切であり，その方法の1つに多職種連携がある。

　多職種で方向性を検討する際に注意することは，職種が違えば驚くほど価値観が異なるということである。この前提を意識し，互いの専門性を建設的に，かつ相乗効果を高められるようイニシアティブをとることが看護師に求められる。連携に向けて多職種をチームにするために，目的，方向性を共有し，職種の強みを合わせながら，効率性と医療の質の担保をめざす。反対に，目的が共有されなければ協力は得られにくく，患者の混乱を招く要因にもなりかねない。

　チームを調整するためには，時間軸を意識することも重要である。つまり，看取りに関する患者の意思はその時々で変化するのと同様に，医療者の方向性も時に変化するという前提に立つことである。医療者であっても，看取りというやり直しのきかない終末期に対する方向性は当然ながら悩むこともある。だからこそ，その過程をチームで共有することを大切にして，1度にすべてのことを決めず，各自が感じた疑問や不安を話し合い，互いに了解可能な落としどころをつけるようにする。

方向性と優先順位の定め方

　看取りの際に多職種をチームとしてまとめるためには，方向性を明確にするプロセスを意識することが必要である。つまり，目標までのプロセスを共有し，その工程を一緒に歩むことだ。最初は目的の共有，方向性の合意に向け，各職種のもっている情報を集約する。その際，各職種の専門性に主眼をおいて広く情報を集めると，情報過多となり方向性が定まりにくい。そのため，患者の意思に関することや，好きだったことなど，ある程度のテーマにもとづき情報をコントロールすることも重要であろう。こうして集めた情報を多面的に分析し，患者の人となりを再確認する。

　次にすることは，顕在化したニーズの背景を査定することである。患者は職種によって求めることや訴えが異なる。たとえば，医師に対しては自分を診てほしいと特別視を求めるが，看護師に対しては，あの人にはこのように対応していたのに，と公平性を求めることが多い。このように，患者は職種の専門性を加味してニーズを表出している。このことに配慮しなければ，顕在的な問題の対応のみにとどまりやすく，見解の違いが軋轢に派生しかねない。みずから意思をうまく表現することを得意としていない精神疾患を抱える患者，特に長期入院患者の潜在的な思いを把握し，方向性を見定めるには，こうした点を意識する。長期入院患者のニーズを把握するためには，表出されるまで待つ必要があり，無理強いしないことである。ニーズは簡単に顕在化せず，訴えが一貫しないこともあるだろう。また，もち寄った意見を集約できない場合もあるだろう。多職種で多面的に検討できる利点を活用し，わずかに表出された終末期に関する訴

えの背景を推察しながらニーズをとらえていくことも必要となる。

　顕在化したニーズを査定した後は支援の優先順位の決定である。多くの場合，多職種での話し合いを経て抽出された看取りに関する課題はどれも重要なことであろう。しかし，優先度の把握ができなければチームの指揮ははかれず効率的な活動ができないばかりか，患者・家族の混乱を招きかねない。そのため，各職種から出された意見を承認しながらも本質的な優先順位の判断が必要となる。これは，看護計画の短期目標と長期目標のようにチームに対して時間軸を意識させるうえで省いてはいけない工程でもある。こうして，多職種チームの方向性を定めてコンセンサスを得ていく。

方向性にもとづく実践

　次はチームの方向性にもとづく実践である。この段階では，各自が抽象的な理解はできたとしても，細やかな実践部分の共通認識ははかれていない。なかには，細かい決まり事がないと実践できないというスタッフもいる。しかし，患者の多様性を考慮するのであれば，チームが定めた方向性のとおりには進まないという前提に立ち，適宜修正しながら実践のすりあわせを行うことをくり返し伝えていく。そのうえで，できていることと課題や違和感の抽出を行う。楽観的でも批判的でもチームはまとまらない。広く意見を拾いあげ，課題を抽出して検討することが重要になる。その際，自分たちの行為が患者の安楽に，かかわりが情緒的支援につながっているといった意味づけを行うことを重要視してほしい。

　看取りに限らず自己の行為に意味づけができないと支援は後ろ向

きになり，意味づけができると前向きになれることが多い。調整する際は，正解を見出すのではなく，ある行為に対する起点や検討のたたき台をつくり，チームに適宜修正してもらうようにする。支援の方向性はみんなの意見が反映されて定まっていく，ということを明言することもチームの調整には重要である。

本質的な支援の方向性の模索

　多職種連携をしながら実践を積み重ねるなかでは，必ず方向性の修正が必要となる時期が来る。そのときにこれまでの過程が無駄であったと思わせないよう，試行錯誤する過程をとおして本質的な支援につながっているということ，PDCAサイクルと同じであるということをていねいに共有する。普段の看護計画と異なることは，短期成果に注目することである。チームやスタッフのモチベーションを保つためには，内的動機づけだけでは終わりが定かではない看取りを継続して支援し続けることは難しい。そのため，ストレス要因を少なくすることや，何かしらの報酬や承認，権限委譲などの外的動機づけを意図的につくることも段階的に必要であろう。こうして短期成果を見せながらモチベーションを維持できるよう全体を調整する。

　以下では具体的な調整に向けて，病棟単位での看護師に対する調整と，それに加えて他職種に対する調整について説明する。

病棟における看護師への調整

　調整する場合，自分と相手は違うというあたりまえのスタンスを
いま一度意識することが重要である。普段は連携して患者支援をし
ている看護師同士であっても看取りに関する個人の価値観はさまざ
まである。病棟内のコンセンサスを得る，調整のために意識するこ
とは，集団の特性を考慮することである。

　病棟をいくつかのグループに分けて考えてみる。まず，積極的に
意見を述べ，建設的なディスカッションができるスタッフがいる。こ
のスタッフたちの力を積極的に活用し，病棟の看護をまとめること
は重要である。しかし，発言力やモチベーションの高いスタッフば
かりに注目し，協力してくれるスタッフの意見のみを用いて調整す
ると後で停滞する時期が来る。

　次に，集団の場で意見を言うことを苦手とするスタッフもいる。し
かし，意見を言わないことと意見がないことは異なる。夜勤のとき
にカンファレンスの内容を確認したり，私見にもとづき病棟の決定
事項に意見をすることもあるだろう。集団の場での話し合いだけで
病棟の意見の統一がはかれるということはない。看護師の特性とし
て凝集性が高く，調和を大切にするということも理解しておいても
いいだろう。

　また，一定の割合で依存度が高く，決定事項にそのまま従うスタ
ッフもいる。一見，このようなスタッフたちは反対勢力にもならず
協力的にも見える。チームの成熟や発想の幅を広げるためにこうし
たスタッフたちの意見は貴重である。ではどのように活用するか。み
んながいるときに何気なく発言を求めても容易に意見は述べてくれ

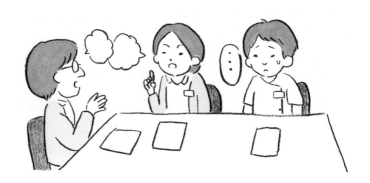

ないため，意見を引き出すために話し合いの前後に個別でオープンクエスチョンを用いて話を聞いたり，決定事項に対する見解を求めるなどが必要であろう。

　そして，チームの方向性に否定的な意見を言うスタッフも少なからずいる。調整する側からするとこうしたスタッフたちには苦慮する。しかし発想を変えれば，その意見は病棟の抱えている問題の一角かもしれない。そのため，正面から受けとめず，少し角度を変え，意見の背景にあるものを聞いたり，方向性の一致のため阻害因子の抽出に向けて力を借してもらうなど，協調していく姿勢が重要である。

　このように看取りに関する病棟内の調整においては，個人の多様性に注目しながら常に全体をマネジメントすることを意識していくことが望ましい。

他職種に対する調整

　他職種は看護師と同じ病院の職員であるが，専門性や普段交代勤

務をしていないなどの差異があるため，看護師とは異なる配慮も必要になる。特に意識することは「確認」である。臨床で話し合う時間は限られている。わずかな時間で確認するということは病棟にとって負担を強いることである。しかし，コンセンサスを得なければ連携ははじまらない。はじめのうちは要領が得られず，確認したことをまとめることに時間を要するかもしれない。しかし，時間の経過とともに互いのことがわかり始めると，確認という過程をとおして新たな発見や協働するきっかけになることもある。いまだけではなく先を見て他職種の力を借りるためにコミュニケーションを大切にする。

　確認の作業は，普段患者に対して行っていることと同様，話を要約したり，意味づけすることも含む。大切なことは「自分のとらえ方がずれているかもしれないから確認させてほしい」というスタンスである。会話の量が増えれば増えるだけ関係性も構築されたり，「これでよいのだ」という安心にもつながる。慣れれば確認しないほうが不安になる。確認と同時に，意見が対立したときの方策も考えていく必要がある。意見の違いは対立ではなく今後の未来につながる一助として建設的にとらえる。つまり，自分たちだけでは気づくことが難しい視点を教えてくれるものである。

　それでも意見が異なる場合は，言い分をとおすのではなく落としどころを探すことが重要である。正解・不正解ではなく，互いの妥協点はどこなのか共通点を見出し，話し合いの議題を絞る。時間を定めたうえで，議題からずれるときは話を戻し，後はそれぞれの職種のチーム内での合意を待つ。調整する人が決定するのではなく，確認した合意を得る。それくらいのスタンスで決定する過程を待つようにする。

「力を貸してもらう」姿勢で

　チームにおける方向性の調整は，その時々で求められるスキルが異なる。大切なことは，調整者が決めるのではなく，合意をとるということである。そのためには，話が広がらないようにテーマを絞ることを意識する。そして，方向性はその時々で変化する可能性があることを理解してもらうことである。時として話題がテーマからずれることもあるが，それをみんなで補う。協働しようとする姿勢から調整は始まる。調整をする際には難しく考えず，力を貸してもらうつもりで肩の力を抜いてほかの職種のスタッフに話しかけることから始めてほしい。もちろん普段からの関係づくりが重要なことはいうまでもない。

【引用・参考文献】
大永慶子，浅見洋 (2018)：精神科病院で最後を迎える精神疾患患者への看取りケアについて．石川看護雑誌, 15, 83-97.

チームの方向性の一致のための
コンサルテーションとマネジメント

　各施設において看取りに向けチームの方向性を一致させるために，さまざまな取り組みをしている。しかし，精神科では看取りに関する診療報酬は認められていない。このことが意味することは，経営的にも寄与できる退院支援，地域包括ケアなどに力が注がれやすく，看取りに関してチームからの協力が得られにくい側面があるということである。そのため，看取りをするということは，その間，ほかの患者の支援をしてくれる仲間がいるからこそできるケアともいえ，チームの協力，調和をはかることが重要となる。そしてチームの方向性を一致させるための方法の1つに，コンサルテーションがある。

コンサルテーションとは

　コンサルテーションという言葉は直訳すると「相談」になる。つまり専門家が，患者や家族，または自分自身の抱える問題を解決するために，その問題や課題を評価・整理し，解決に向けたプロセスを考えることである。相談を受ける人をコンサルタント，相談者をコンサルティと呼び，その一連のプロセスをコンサルテーションという。注意することは，コンサルタントは黒子であり，答えは相談者であるコンサルティ自身のなかにあるということである。そのため，時に示唆することはあっても，最終決定はコンサルティ自身が出す

ことを支援するという前提で行われる。

　コンサルテーションはいくつかのタイプに分けられる。フォーマルな形で事前に相談内容を記載し，予約して行われるものもあれば，インフォーマルにたまたま居合わせたときに行われる場合もある。一長一短であるが，最初は形式にとらわれず場あたり的に相談すること，一歩を踏み出すことが重要なケースもある。

　次に相談の内容であるが，患者や患者の家族に関することなのか，それとも看護師自身やチームに関することなのかによってコンサルテーションのアプローチは異なる。また，コンサルティの立場がスタッフなのか，それとも病棟管理者なのかによってもコンサルテーションは異なる。いずれにしても導入時に主役はコンサルティであること，解決までのプロセスがあることなどを共通認識にしておくことが求められる。コンサルタントは相談内容を俯瞰的にとらえる能力が必要であり，精神看護専門看護師（以下，CNS）や認定看護師などの訓練を受けたリソースナースであることが多い。本稿では，コンサルティをスタッフ，コンサルタントをCNSとして説明する。本稿では，コンサルティをスタッフ，コンサルタントをCNSとして説明する。

方向性を整える

　たとえば，チームでの方向性が一致せず，必要と考える支援が患者に届けられない場合，理想と現実のすりあわせを行う。つまり，限られた資源のなかで行える支援の優先順位は何かを考えつつ，中長期の計画をイメージするのである。看取りに関していえば，その病

棟でできる範囲の身体管理はどのようなものか，どのような状態で
あれば他科受診を考えるのか，看取りに関するイニシアティブをと
れるスタッフはいるのかなど，医療側の要因を査定しつつ，患者の
看取りはどの程度の期間であるのか，そのときの病棟の患者層とス
タッフの状況を加味して統合的に判断していく。

　病棟，スタッフの概況をとらえた後は，スタッフの内面の把握で
ある。よく耳にするのが，患者の苦痛を緩和したいと思うスタッフ
と早期発見できるよう身体管理を優先させようというスタッフの対
立である。こうした対立は看護師といえども個人の価値観がある以
上当然のことである。必要なのは，その価値観の対立を相互批判に
向かわせず，議論し合う方向に導くことである。

　まずコンサルタントは，コンサルティの考えを聞きつつ，本質的
な課題は何か，何が話し合いを阻害させているのかを考える。話し
合いができない背景にはスタッフの安全が保障されてないことが多
い。たとえば，家族から訴えられた場合，スタッフ個人の責任が問わ
れると考えているスタッフもいる。このような場合，看護基準・手順
など病院の取り決めに則ったケアを提供していれば個人の責任が問
われないことを保障することや，家族との話し合いの場を設けてイ
ンフォームド・コンセントをしたうえで，その時のDNAR（Do Not
Attempt Resuscitation：蘇生措置拒否）を書面でとるなどの対策で
解決できるかもしれない。

　いずれにしても，スタッフが安心して支援を行えるかどうかを査
定することは重要である。そして，コンサルティが課題と思ってい
ることの本質を見極める。課題を見定め，話し合う過程で，新たな
対策や可能性の示唆などが見出されると，一時的にその対応で問題

が解決したように思える。しかし，ここで終了しないことが大切である。1つ解決すれば次の課題が出てくるものである。そのため，先の見とおしをもって次の話し合いの予定を組むこと，解決したらそれを学びにし，次に同じようなことが起きた場合は自分で解決できるよう支援することがコンサルテーションである。以下，事例を用いてプロセスを説明する。

コンサルテーションの実際

1）意見の提示を求められた神田さん

　看護師の神田さん（仮名）が受け持ち患者の看取りに関して，CNSのもとに相談に来た。内容は患者の今後について，「チームがまとまらずにどうしたらいいか」ということであった。その患者は長い月日を精神科病院で過ごし，「最期はこの病院で死にたい」と語っていたという。その患者の看取りに関して，これまで看取りの経験を積んできた看護師の1人は，「本人の苦痛を最小限にするためモニターをつけないほうがいい」という。一方，受け持ちである神田さんは十分な経験はないものの，苦痛を緩和するためにも早期発見が重要であり，モニターは必要であると考えていた。苦痛の緩和という同じ目的で支援してはいるが，病棟の意見は分かれていた。そして，ほかのスタッフからは神田さんに受け持ち看護師として方向性の提示を求められていた。こうした背景からのコンサルテーション依頼であった。

2）はじめは神田さん自身の内面の話を聞く

CNSが話を聞いた第一印象は，「受け持ち看護師としての責務からか神田さんはがんばりすぎている」というものであった。そこでCNSがはじめにしたことは，感情の承認である。最初に語られた情報がいまの困りごとであることは理解できる。しかし，本質的な問題かどうかはまだわからない。そのため，本質的な問題の見定めに向け，関係性構築のために感情の承認と会話量を増やすことをめざした。またコンサルテーションの導入の際に，話の内容は病棟管理者であっても伝えないこと，どうしても共有すべきことは神田さんの了解を得てから共有することを約束した。

答えやすい患者情報からはじめ，会話が増えるごとに神田さん自身の内面の話題にシフトしていった。徐々に，「諸先輩からどうすればいいのかと問われたが私自身もわからない」「まわりに聞いてみたけど誰も答えをくれない」「最終的には身体科で診てもらったほうがいいのでは（とほかのスタッフから言われた）」など，助言ではなく批判的なコメントが多くなり，苦しくなってしまったという。ここまで語られた情報は本人のとらえ方にもよるので，すべてを信じるわけではないが，つらい気持ちを抱えていたという事実に対しては承認をくり返した。1度に多くの情報を引き出すことは問題を複雑にしてしまうと考え，一時的な感情の吐き出しができた段階で，次回の面接日を設定して初回は終了とした。

3）思考を整理するプロセスをていねいに併走する

2回目以降は前回同様に話を聞きつつ，少しだけ神田さんの言動の意味づけをはじめた。「神田さんにとって批判的に聞こえたスタッフ

の意見は，わからないことに対する不安からの防衛なのかもしれない。それは同じく神田さんにも起こっていることではないか」「モニターをつけるか否かは議論すべき課題であるが，苦痛を緩和したいという思いはみな同じで，方法論の違いではないか」などである。こうした話を積み重ねると，一時的に問題が解決したように感じてしまうこともあるだろう。しかし，本質的な問題が解決できたわけではない。そのため，時に話を脱線させ，どうしてそのように思ったのかを振り返ることが重要になる。

　そうすると，徐々に，「私自身が普段病棟で役に立っていないから困った時に助けてくれない」「自分の受け持ち患者はこれまで周囲に迷惑をかけてきたから陰性的な感情がある」など現実に直面することが困難な要因を神田さんは語るようになった。このようにこれまでの過程を振り返り，コンサルティとともに悩み，思考を整理するプロセスに併走することで，コンサルティは前を向けるようになり，「患者さんのため」にできることを考えられるようになっていく。

4）チームへの働きかけとコンサルティのモチベーション維持

　こうして話し合いの基盤を整えた後で，ようやくチームに対する働きかけを考える段階となる。まず，きっかけであった「モニターをつけるか否か」については，誰も否定しないようそのどちらの選択も間違いでないことを共有した。その際，最高のケアというよりは，いま病棟でできることが何なのかを考えられるように促した。そうすることで，「精神科でできないのであれば他科に依頼することもある」という思考の意味も理解できるし，「長期入院の患者さんが看取られるためだけに転院することに違和感がある」という思いも理解

できる。スタッフの意見はどれも間違いではないという前提に立つことで，ようやく人生の最期をここで迎えたいと語った患者の願いをかなえる方法に向け，チームを一致させていく思考整理の作業に取りかかることができる。

　こうしたプロセスを継続していくためにも，振り返り際には神田さん自身が成長していることをくり返し伝え，モチベーションの維持に努めることも重要である。そして，神田さんの同意を得てこの成長を病棟管理者に伝え，スタッフの成長，教育の機会として看取りに関する話し合いを設けたい旨を病棟管理者へ伝えた。結果，病棟管理者はその提案を快諾してくれた。

5) チームへの働きかけの注意点

　チームに働きかける際に注意することは，病棟外から人が入ることに構えてしまう看護師もいることである。そのため，侵襲しないよう基本はコンサルティが話をして，状況に応じてコンサルタントが補足するという構図を提示することが重要である。また，話し合いでは，その場を教育の機会ととらえ，日々の実践を批判される場と認識されないよう配慮した。

　もう1つ，スタッフの構成についても気をつけることが望ましい。スタッフの経験もさることながら，責任をとりたくないスタッフが多いのか，それとも自分の信じるケアをしたいと考えているスタッフが多いのかによって調整は異なる。責任をとりたくないスタッフが多い場合は具体的な指示を出すことが求められるかもしれないし，やる気のあるスタッフが多い場合は権限委譲が有益に働くかもしれない。このように病棟の構成に応じて調整の方法を変える配慮

が重要である。さらに，思考の整理が新たな発見につながるということをコンサルタント自身が意識すること，スタッフの可能性を信じるという"育ち合う姿勢"も重要である。

6）病棟の方向性が一致できるようバランスに注意

これまで意見を出し合う過程で「苦痛の緩和」という共通項を見出すことができた。同時に，具体的な支援につなげていくためには，スタッフの認識を整えておくことも重要である。スタッフによって対応が異なることは患者を混乱させる可能性があることを説明し，「いま，ここで」の優先順位を見定めるよう提案した。その際，場のダイナミクスを考慮して神田さんから発言できるようにし，スタッフの発言順番を操作した。

また，看取りの過程をポジティブにとらえることを求めた。そうすることで互いを批判せず建設的な話し合いができるからだ。話し合いが行われると，各自の死生観にもとづき「自分だったらどのように看取られたいか」という話に脱線することもあった。話がまとまらないことを懸念しつつも，スタッフ同士の人となりを知る機会は重要と考え，看取られ方の希望は多岐にわたるということを共有した。そのうえで「この患者の看取り」についての話に戻した。そうすると，「病棟でできる限界はある，できないことを悩むのではなくできることをしよう」「あの患者は昔からラジオが好きだったので部屋でかけよう」「お風呂も好きだったのでこまめに清拭をしよう」など，患者さん主体の話し合いができるようになっていた。また，それを実現するためには何が必要かということが議論されるようになった。もちろん，すべてのスタッフが同じように前向きに議論でき

たわけではない。当然,「ほかの患者はどうする」「サポート体制がないならできない」「専門外は協力しない」などの発言をするスタッフもいた。こうした批判的なコメントが出たときには,全体がそのコメントにひっぱられないようにすぐさまコンサルタントがそのコメントに対して病棟全体を俯瞰してとらえた発言として承認し,批判的なコメントからポジティブな意味を見出すなど,病棟の方向性が一致できるようバランスには注意した。平行して,皆の前でコンサルティを承認していくことも重要である。

　話し合いを重ねることで,対立しているようにみえた意見には落としどころがあるということをスタッフ自身が体験でき,前向きな話し合いにつながっていったと思われる。この先,看取りに向けて,その時々で仮決定をすることと,疑問に思うこともあるだろうが,決定したことは原則次の話し合いまで継続すること,話し合いの間隔についてみんなで設定するなどの諸ルールは必要になること,いまこのメンバーで決めたことは最善であることをくり返し伝えていくことをクロージングの際には忘れてはならない。

病棟管理者との協働

　最後に病棟管理者との協働について述べる。病棟管理者は病棟をまとめるうえで欠かせない存在である。しかし,スタッフのように直接ケアをする存在ではない。では,何をするかといえば,「スタッフが患者のケアに専念できる環境をつくる人」とイメージしてほしい。看取りに関していえば,病棟の意見をまとめること,自分の意見がたしかに病棟で議論されたことが重要である。精神科における看

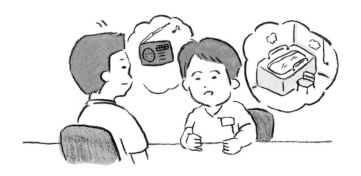

　取りは自己決定の確約がとりにくく，不安になりやすいものである。
そのため，スタッフのモチベーション維持・向上ができるように行
為の意味づけや現場の判断が尊重されるような権限委譲も必要なの
かもしれない。これらを包括的に判断することが病棟管理者の役割
でもある。実際にすべてのことを1人で行うことは多大な労力を要す
る。そのため，状況に応じてコンサルテーションを依頼することも
視野に入れてマネジメントする。第3者であるコンサルタントがいな
いような場合は病棟管理者がこうした役割を担うことが多い。しか
し，病棟をまとめることと，支援に関することを同時に行うことは
容易ではない。スタッフ，病棟管理者ともに，思考がまとまらない
ときや，ケアに困ったときにはコンサルテーションという方法もあ
るということを覚えておいてほしい。

第 4 章

看取り後の
スタッフの感情

精神科病院におけるデスカンファレンス
―文献検討を通じて

デスカンファレンスの必要性と目的

　終末期の患者や家族に実施した看護の内容，患者や家族などに対する看護師の思いを整理し，振り返る場として，死亡症例を検討するデスカンファレンスがある。關本他（2017）は，がんの専門病院におけるデスカンファレンスの目的として，①ケアを振り返って今後のケアの質を高めること，②葛藤を表出するなどして医療者の心の負担を軽くすること，③倫理的感受性を高めることをあげている。筆者らが行った精神科病院におけるデスカンファレンスに関する文献検討において抽出された看護師の思いをみると，倫理的葛藤を含むケアについての未練が多くみられた（瓜崎他，2018）。精神科病院は他科の病院と比べて，医療設備やマンパワーの不備があったり，患者の意思を汲み取りにくかったりするなど状況が厳しいだけに，看護師はケアのできたことよりも，できなかったことに注目しがちだ。

　しかしながら，ケアについての未練が軽減されないままでは，無力感や自責感を強めてしまうことが懸念される。したがって，精神科病院においては特に，葛藤を表出するなどして医療者の心の負担を軽くすることが重要である。デスカンファレンスの場で，医療者（看護師）が自分の思いと他者の思いを相対化することをとおしてケアを多角的にとらえられると，看護師はできたことにも目を向けられるようになるだろう。

精神科病院におけるデスカンファレンスの効果

看護師がとらえたデスカンファレンスの効果は，「看護ケアを振り返り，実践に活かすことができる」「多職種の連携を深めることができる」「さまざまな思いを表出して，メンタルヘルスを保持できる」「ターミナルケアの課題を顕在化することができる」に整理できた。

1）看護ケアを振り返り，実践に活かすことができる

「唯一食べることに生きがいを感じていた患者」とのかかわりの振り返り（足立他, 2013）では，その患者が生活のなかで何に価値をおき，どんな生活を望んでいるかを考えながらかかわっていた看護師の姿が垣間見えた。患者の想いにそった最期を迎えられるようにするためには，患者について理解することが重要である。デスカンファレンスで患者へのケアに関して話すなかで，希望を知るための看護の工夫について意見交換がされることもある。

家族とは，患者の希望を叶えたいという患者に寄り添う思い，拒絶，患者の死の受けとめ，治療に関連した希望といったさまざまな思いを共有できていた（渥美他, 2014a）。看取りにあたって長期入院患者の家族は，患者の将来へのサポート体制に対して不安を抱いていることが報告されている（大竹他, 2014）が，デスカンファレンスを行うことで，看護師の家族とのかかわりに変化がみられていた（足立他, 2013）。それは，デスカンファレンスの場で家族の思いについて振り返り，共有するなかで，家族の窮状に思いを馳せることができたためであると考えられる。

2) 多職種の連携を深めることができる

「みんなで集まってしゃべることなんてなかった」（大久保他, 2016）という語りからは, 日常で時間をとって事例について振り返る機会をつくることの難しさがみてとれる。デスカンファレンスの場での意見交換は, 各専門職の役割にもとづいた患者へのアプローチの違いや, 1人1人の価値観の違いに気づく契機となる。その体験をとおして, 多職種への理解が深まると, 職種間の垣根を越えたより良い連携がはかれるものと考えられる。

3) さまざまな思いを表出して, メンタルヘルスを保持できる

精神科で勤務する看護師は, 患者—看護師関係の複雑さや隔離などの行動制限による倫理的ジレンマから仕事の質的な負荷が大きく（本武, 2016）, 7割程度の看護師は精神的健康度が不良であるとの報告がある（渡辺他, 2015）。デスカンファレンスの場で互いに意見を述べ合い, それぞれの思いを共有する体験が情緒的なサポートとなり, メンタルヘルスの保持に寄与することが示唆される。

4) ターミナルケアの課題を顕在化することができる

デスカンファレンスの経験をとおして, 看護師はターミナルケアを振り返り, 家族に対する援助の課題（渥美, 2014b）を見出していた。菅他（2016）は, 看護師が患者の最期の生き方にかかわるなかで, みずからの直接的な看護経験や, ほかの看護師や医師などの患者や家族へのかかわり方を知るという経験によって, 死生観が変わり, 死生観の変化が看護実践にも変化をもたらし, ターミナルケアに積極的に取り組めるようになることを示している。

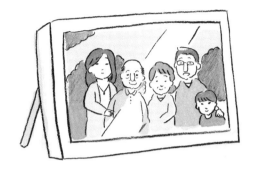

精神科病院におけるデスカンファレンスの課題

　文献検討を通じて，精神科病院におけるデスカンファレンスの課題としては，「看護師が気持ちを引きずり，次のケアに活かせない」ことが抽出された。デスカンファレンスの場がつらい体験（大久保他, 2016）となっており，互いに認め，ねぎらえるようにして（渥美, 2014b）カタルシスをはかる必要性が指摘されていた。また，「次につながっていない」（大久保他，2016）という語りがあり，取り扱う主題を決めて，構造化したカンファレンスを行う必要性が示されていた。

　また，デスカンファレンスは，事例を検討して，次の看取りケアに活かすという側面とともに，医療者（看護師）のサポートグループとしての側面をもつとされている（広瀬, 2003）。前者であれば，構造化したカンファレンスであっても目的に適うと思われるが，後者の場合は構造化せず，自由になんでも語れるようにしたほうがよいと考えられる。なぜなら，看護師のなかには，カンファレンスの場で恐怖を感じて自分の感情を言わないようにしている者もいる（柴

田，2016）ようだからだ。デスカンファレンスは，回を重ねるごとに患者・家族に対する陰性感情が減り，看護における葛藤がみられるようになった（長谷部他，2012）との報告もある。したがって，一事例について，構造化したものと非構造化したものの両方の様式のカンファレンスを複数回開催できると，デスカンファレンスからターミナルケアの示唆を得たり，情緒的サポートを得たりする場としてより機能すると考えられる。

　なお，本稿は「瓜﨑貴雄，荒木孝治（2018）：精神科病院におけるデスカンファレンスに関する文献検討，大阪医科大学看護研究雑誌，8，96-107」に加筆修正を加えてまとめたものである。

【引用・参考文献】
關本翌子，小林直子（2017）：デスカンファレンスの効果的な運営・充実化のポイント．オンコロジーナース，10（3），8-14.
瓜﨑貴雄，荒木孝治（2018）：精神科病院におけるデスカンファレンスに関する文献検討．大阪医科大学看護研究雑誌，8，96-107.
足立恵子，真壁かおる，田代誠（2013）：精神障がい者の看取りに対するデスカンファレンスの意義．日本精神科看護学術集会誌，56（1），86-87.
渥美一恵，竹居由香利，長坂暁恵，服部国江，春日飛鳥，山田光子（2014a）：デスカンファレンスで共有した家族の思いとその意味；デスカンファレンスに参加した看護師へのインタビューを通して．日本精神科看護学術集会誌，57（3），49-53.
大竹かおる，石井弘美，泉水真奈美，平野真美，田中留伊（2014）：精神科に長期入院している患者の家族の思い；家族が考える患者の将来．日本看護学会論文集；精神看護，44，15-18.
大久保真理，井上恵一朗，近藤雄次，田中圭子，小椋由美（2016）：精神疾患をもつ患者を看取る看護師にとってのデスカンファレンス；質の高いエンドオブ

ライフケアをめざして. 日本精神科看護学術集会誌, 59 (1), 504-505.

本武敏弘 (2016):精神科に勤務する看護師の精神の健康度と職業性ストレスに関する研究. 日本健康医学会雑誌, 24 (4), 296-300.

渡辺純子, 阿保真由美, 佐久間伸一 (2015):精神科看護師における精神的健康度のレベルとコンピタンス. 日本精神保健看護学会誌, 24 (1), 68-74.

渥美一恵, 春日飛鳥, 長坂暁恵, 竹居由香利, 服部国江, 山田光子 (2014b):デスカンファレンスを通して看護師が捉えたターミナルケアの課題;家族についての看護師へのインタビューから. 日本精神科看護学術集会誌, 57 (3), 59-62.

菅裕香, 小松万喜子 (2016):看護師の死生観に影響を及ぼす臨床場面と看護実践の変化. 死の臨床, 39 (1), 159-165.

広瀬寛子 (2003):看護カウンセリング 第2版. 医学書院, 236-237.

柴田真紀 (2016):精神科病棟における患者の語りを聴く看護師の感情体験;共感疲労の視点から. 日本看護研究学会雑誌, 39 (5), 29-41.

長谷部美江子, 田口雅恵, 拓殖美幸 (2012):看護師の発言内容の変化からみたデスカンファレンスの効果. 日本看護学会論文集;看護総合, 42, 218-221.

デスカンファレンスの実際

　公益財団法人積善会曽我病院（以下，当院）は神奈川県小田原市にある精神科病院である。2011年より長期入院となっている高齢患者が多い病棟でデスカンファレンスを導入した。導入以前は患者の終末期医療や看取りについて話し合うことはなく，休憩室などでちょっとした雑談のなかで患者の死に触れている程度だった。

デスカンファレンス開催の経緯

　この病棟の患者の多くは数十年にわたる長期入院で，身体合併症を併発している高齢者が大半を占め，終末期看護・介護に移行することがある。看取りケアに不安を抱く看護師がいたが，看護師の抱く不安への表立ったケアはなく，お互いの愚痴などで解消していた。
　そこで，身体科経験のある病棟科長が精神科病院でも終末期看護の充実が求められるとして，病棟目標に「看取りケアの充実」を掲げた。病棟看護師らは，「ほかの看護師の死に対する思いを聞いてみたい」「カンファレンスで死生観や看護観を振り返りたい」という期待があったため，終末期看護の経験が豊富な看護師と精神看護専門看護師に依頼し，デスカンファレンスの導入にいたった。

デスカンファレンス運営に関すること

1) 多職種によるデスカンファレンス

　開催当初は看護師のみ参加していたが，回数を重ねていくと，金銭管理や家族との振り返りが必要な看取りもあったことや，リハビリや日常の何気ないかかわりのときに死への抵抗や本音を語る患者もいたので，ほかの職種にも参加を求めた。

　医師には精神科病院に入院していたことへの医師としての思いや治療の不全感の表出，管理栄養士には終末期ということで食べることをどう支えるかで苦労した内容など，多岐にわたる振り返りが実践されている。時には，該当患者の看護を経験した他病棟の職員にも参加を呼びかけたこともあった。

2) 枠組みの構築

　デスカンファレンスは患者の死去後2週間以内の開催をめざす。実施するにあたり，「批判・非難をしない」「業務時間外での実施」「参加は強制せず，任意である」「出入りは自由である」「参加者の心情に影響があったときはフォローする」というルールを決めている。

　係を設け，患者の死去後は速やかに受け持ち看護師に声をかける。開催日は，主治医が参加できるよう設定し，受け持ち看護師には事前に思いや話したいことについてフォーマットにそって記載してもらい，これをもとに自由にディスカッションを始める。

　デスカンファレンスの所要時間は業務時間外の30分程度とし，係が司会と書記を担当し，「精神科病院で人生を全うした道のり」「入院中の様相」「看取り～臨終までのプロセス」の3点を共有するように

表1　デスカンファレンス運営方法の一例

項目	内容
開催までの日程	死去後2週間以内
開催時のルール①	批判・非難をしない 業務時間外での実施 参加は強制せず，任意である 出入りは自由である 参加者の心情に影響があったときはフォローする
開催ルール②	事故による死亡は事故分析カンファレンスで扱う
開催ルール③	専用ノートで記録する カンファレンス室のドアは開けておく
開催日	主治医の当直日で調整
開催時間	30分間程度・業務時間外
参加者	主治医・内科医 看護師・看護補助者（他病棟の看護師・看護補助者） 精神保健福祉士 作業療法士 管理栄養士 そのほか
話し合う内容	受け持ち看護師の話し合いたいこと（フォーマットあり）
内容の共有	精神科病院で人生を全うした道のり 入院中の様相 看取り～臨終までのプロセス

している（表1）。

　自殺や窒息のような事故にまつわる死は事故分析カンファレンスで扱うように枠組みを設けた。

3) 場づくりの工夫

　デスカンファレンスは，時間外にナースステーションではなく会議室で実施している。これは，看取り・死という話し合いに集中できる環境の整備を目的としたためである。カンファレンスは自由に入退室できるよう，ドアを常時開放しておくようにした。これは，閉鎖的空間であると窮屈感や恐怖，不安などを抱くことがあるため，その解消を狙った。菓子類や軽食を提供するなどリラックスできる環境を設定し，緊張感なくスタッフそれぞれの意見や思いを安全・安楽に出し合える・聞くことができる場をつくるよう努めている。

　決して反省会にしたり，答えや正解を出す場としたりするのではなく，思いを共有し，スタッフの精神的フォローをする場であるということを参加者の共通認識とするようにしている。そのためのルール確認は怠らない。

4) 記録の共有

　デスカンファレンスは専用ノートに記録を残し，ファイリングしている。デスカンファレンスに参加できなかったスタッフも記録を見ることで思いを共有すること，後日確認したいときは容易に閲覧し，活用ができることを目的とした。

　開始当初は個人情報保護の観点から記録は残していなかったため，これまでの開催件数は不明だが，2018年度は27件，2019年度は30件開催している。

デスカンファレンスの実際

1）患者紹介

曽我さん（仮名）は，78歳の女性で高校生のときに意欲の低下，幻聴を発症し，50年以上にわたる入院生活を送った。

曽我さんは亡くなる4か月前，朝方，トイレでうずくまっているところを巡視の看護師に発見された。左不全麻痺を認めたため救急搬送されたが，興奮状態となって当院に戻ってきてしまった。脳梗塞が疑われていたが，膵尾部がんと多発性肝転移，肺転移も判明し，積極的治療を行う状況にはなく，対症療法，緩和療法の適応であった。

緩和療法は専門病院のように十分に施行できず，曽我さん自身が自分の状況を理解ができていなかったため治療に抵抗した。両親，きょうだいともに他界しており，キーパーソンである甥は当院でできる範囲の治療（酸素吸入，補液，疼痛管理）を本人の身体的，精神的苦痛の少ない範囲で行うことを希望した。

医療チームは，曽我さんのストレス耐性の低さを考え，点滴治療はせずにできる範囲で，経口摂取のみとし，自然な流れで看取るという方針であった。

2）看護師のかかわり

安楽な時間を過ごすことを優先し，安心して過ごせるようかかわった。曽我さんの好きなカラオケをしたり，作業療法士が手づくりの灯籠を作成して部屋に飾ったりした。受け持ち看護師は，おしゃれが好きな曽我さんの好むワンピースを購入し，それを着て散歩に

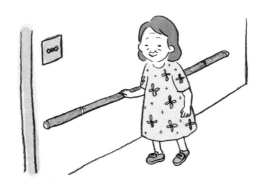

でかけたり，自室の見えるところに飾ったりした。痛みとの闘いも始まりつつあったが，カラオケとワンピースの力を借りながら疼痛コントロールをはかり，日に日に変化していく状況をみつつ曽我さんの好むものを提供した。スタッフとの意思疎通は保たれていたが，体力は低下し，ベッド上で過ごすことが多くなった。入れ替わりほかの病棟のスタッフがお見舞いに来る姿もみられた。

　ある日，日勤で受け持ち看護師，看護補助者，作業療法士と一緒に好きな音楽を聞きながら，ゼリーを一口食べることができた。この夕方，急に意識レベルが低下し，日勤帯のスタッフに見守られるなか，静かに息を引き取った。白装束の代わりにワンピースを着用した。

3) デスカンファレンスの様子

　司会より，話し合いたいこととして，「精神科病院で50年以上生活して，精神科病院で死ぬということをどう感じるか」が発表された。これを中心に，3点の共有したい内容（精神科病院で人生を全うした道のり，入院中の様相，看取り～臨終までのプロセス）とおのおのが

表2 デスカンファレンスで語られた内容(一部抜粋)

【看護師】
- がんの予兆は発見できなかった。いつもと同じって感じていた。抗精神病薬の問題なのだろうか。もっと早く見つけてあげられれば，好きなことがいっぱいできたと思うから，悔しい。
- 点滴をしたほうが長生きできたのではないか，安楽だったのではないか。
- 最後は痰が多く経口摂取を試みては吸引をしていたが，食べることは曽我さんにとって幸せであったのでいろいろな葛藤がある。
- 「あのとき自分が介助したゼリーが原因ではないか」「あのとき早く巡視していたら」という思いがある。
- 体調が悪くなってからは，他病棟のスタッフからも心配されていた。最期まで数か月間あったので，会いたいスタッフには会うことができたと思う。
- 私たちにとっても死を受け入れる時間をもつことができたのではないかと思う。
- やはり精神科病院で死ぬなんて考えられない。50年も入院していたのは不幸かもしれない，もし曽我さんが自分の母親だったら，自宅で死なせてあげたいと思う。

【医師】
- 大好きな羊羹とかゼリーとかを水で溶いて提供するなど，食べやすいものを工夫してくれていた。だから，ただ生かされるより，最期まで食べたい欲求はある方だったし，作業療法士や看護補助者の協力もあって，曽我さんの願いや欲求はかなえられたのではないか。
- 50年以上の人生を精神科病院で過ごす。その人のほとんどがココ(当院)にあった。精神科医療，歴史の問題もあるが，どこで，どのように曽我さんが曽我さんらしく生きてこられたかが大事ではないだろうか。彼女の人生を私たち医療者が支えたのかもしれないが，曽我さんから学んだことも多い。実は，曽我さんから支えられていたのは自分たちかもしれないことを忘れてはいけない。

話したい内容を自由に語るように促した。

　表2は自由に語られた内容である。

　デスカンファレンスでは，3つの共有内容から「もっとこうしてあげたらよかった」というような各職種の心残りや思いを吐露し，ま

【参加したスタッフ】
- なぜかお金はけっこう，使えたんです。少し高価なものを購入するのに甥に連絡しても嫌な返答は一切ありませんでした(精神保健福祉士)。
- ゼリーについて「おいしいね。食べられてよかったよ」と教えてくれていた。ただ，ケーキと一緒に食べたいと言っていたのに，実現できなかったのが残念(管理栄養士)。
- よく冗談を言い合った。自分の母親と同じ年齢だから，子どもがいない曽我さんにとっては，少しは役に立ったのだろうか。
- 昔は，買ってきたお菓子をお礼として，看護師に渡そうとしていたよね。
- 自分のコップにコーヒーをつくってきて「あげる」って。さすがに飲めなかったけど。
- 看護スタッフと駅前のラーメン屋に行くのが，月1回の楽しみだったんですよ。そのときの担当になるのがうれしくて，病棟には内緒でちょっと遠回りしたり，ラーメンだけでなくパフェを一緒に食べたりしたことが記憶にあります。
- さびしくなると甥に電話をしていたけど，つながったことがなかったよね。

た，自分だけの役割では気づけなかった曽我さんをあらためて共有した。職種や職位に関係なく安心して自身の思いを表出する場とし，最後の苦しい表情の曽我さんより，大声で笑ったとき，笑顔であったときの曽我さんの話題でもち切りになった。10年,20年前の曽我さんを知る他病棟のスタッフも参加しており，曽我さんがどういう人生を過ごしてきたかについて思いをはせたのだった。

導入10年を経過してみえてきたもの

1) 死を迎える患者に対するケアの質の向上

回数を重ねることで，看取りにある患者に対する経過の予測や死への準備というケアができるようになった。デスカンファレンスの

経験を積むことで,「この人の看取りまでのケアについてカンファレンスしましょう」などといった提案が自発的になされ,必然的にスタッフ同士で話し合う場が増え,医療・看護チーム全体で何をどうすべきかを考え,行動をとるようになっている。

またデスカンファレンスは,医師から見た患者像や医師の思いを聞く貴重な場でもあり,医師はカンファレンスの終わりを仕切る役割を自然に担ってくれた。

2) 家族へのかかわりの変化

曽我さんには家族の面会がなかったが,最期を迎える際に家族とどのように関係をもつかを考えるようになった。家族と不仲である患者や,何十年も会っていない患者が多く存在している。電話上で「死んだら連絡する」と決定している家族,臨終が近づいている時期に義務的な面会をする家族もいる。

看護師は,このような家族への対応に苦手意識があったが,デスカンファレンスによって「いまだったらこれができる」「やるならいまがチャンス」という案を家族にどのように提供していくか,ケアするかを考え,実践するように変化した。

日常的にかかわっている看護師が家族に対して,患者の気持ちを代弁すること,家族の想いを聞くことが長期入院患者の看取り時の家族ケアの第一歩なのかもしれない。そして将来的に,家族もデスカンファレンスに参加できる方策を考えたい。

3) 語ることの重要性と喪の作業

互いの職種・個人が,死についてどのように感じているのか,考

えているのかを共有するには重要な場となった。

　病院という場である以上，看取り・死は避けてとおれない。だからこそ，精神科病院での長期入院により，何年もともに患者─看護師関係を培った存在の死について語ることには重要な意味がある。

　つまり，デスカンファレンスは精神科病院で勤務する職員のための，喪の作業（モーニングワーク）なのだ。広瀬（2010）は「思い出話をすることは，大切な喪の作業である。語ることが，大切な人を亡くした私たちの悲嘆を回復へと導いてくれる」と述べているように，デスカンファレンスという場を活用して気持ちを率直に伝え合い，弔いの気持ちをもって別れるための会になっていると感じている。

【引用・参考文献】
1) 広瀬寛子（2010）：明日の看護に生かすデスカンファレンス 第1回，（デスカンファレンスとは何か─意義と実際）．看護技術, 56 (1), 64-67.

看取りを経たスタッフの
気持ちへのケア

　入院患者の看取りに際し，スタッフはさまざまな感情を抱く。「本当によかった」「いい最期だった」とみなが感じられる看取りはごくわずかで，多くの場合，「これで良かったのか」「ほかにもっとできることはなかったのか」と考えさせられる。その看取りの瞬間までに，いくつもの決断が求められ，困難を感じる場面があり，どうすることが患者にとって最良の選択なのか，迷いながら進んでいく。だからこそさまざまな感情を抱く。

患者への差別や偏見に傷つく

　精神疾患であるがゆえに，積極的な治療を受けることができなかったり，身体科に転院することが叶わなかったりするケースもある。患者に対する偏見や差別に，怒りや悲しみを抱く。かなり昔のことだが，統合失調症で糖尿病が悪化した患者の診察についた際，内科の医師に「患者さんはインスリンの自己注射は難しそうです」と述べると，「そう，じゃあ，死んじゃうね」とサラリと言われ，非常にショックを受けた。若かった私は泣きそうになり，何も言い返せなかったが，いまなら激怒して医師を非難するだろう。精神科の患者が大切にされなかった体験は，彼らをケアしている医療者もともに傷つけることになるのだ。

葛藤からバーンアウトにつながることも

　看護チームや医師との間で優先すべき事項と今後の見とおしを共有し，折り合いをつけることができれば，葛藤はずいぶん軽減するだろう。しかし，協議や折り合いがつかないままに患者が亡くなれば，当然モヤモヤとした思いが残る。それらが積み重なり，仕事へのやる気が低下したり，精神科看護が嫌になってしまうかもしれない。

看取り後に抱く感情

　看取りの後に抱く感情は，新人スタッフと中堅スタッフ，経験豊富なスタッフでは異なるように思う。新人スタッフは精神科に限らず，看護の仕事のたいへんさと責任の重さを実感しながら，自分の看護スキルが低く，何もできないことに気づき，ショックを受ける。患者からの的確な返答や協力が得られにくいなか，「もっと早くに気づけたのでは……」「観察や報告，記録が十分であっただろうか」など不安に関連した後悔が多いだろう。中堅スタッフは，チームの中心として「統一した質の高い援助ができたか」を考えさせられるだろうし，医師との折衝において苦労する場面が多いため，「もっとうまく報告・相談しておけば」「本当にできることはなかったのか」と悩むだろう。これらの後悔はバーンアウトにつながりやすく，1人で抱え込まずに早めに誰かに相談することが大切である。

　一方，ベテランスタッフは患者とのつきあいも長く，主治医との関係や，家族との歴史も知っている。家族の縁が遠くなり，医療ス

タッフがいちばん近しいような患者には，家族に代わって自分たちが見送ることを使命だと思うスタッフもいるだろう。しかし，医療チームのみなが同じような熱量でかかわれるわけではない。

いずれの立場でも「最期のときが患者の望むような形であっただろうか」と悩むことだろう。ターミナル期になる前に，身体的な不調が起こったとき，患者やその家族を含めて関係者で十分に話し合い，方針を立てておくことが悔いのない看取りにつながる。

良い看取りのための教育と研修

良い看取りに向けた下地づくりとして，日ごろの教育や研修が重要である。精神科医療のおかれている現状と自施設が担う役割を，病院理念と融合する形でスタッフに浸透させねばならない。患者を中心とした医療が提供できるような倫理観を育てるため，行動制限や看取りについてそれぞれが考え，多職種で意見を交換できるような研修が有効であろう。また，看取りに関する指針・ガイドラインを作成し，適切に運用できるようスタッフに周知する必要がある。並行して，ストレスマネジメントに関する教育も重要である。感情労働であること，不規則な勤務，医師やコメディカルとの調整役を担うことが多いこと，教育と現場の差が大きくリアリティショックを受けやすいことなどから，医療職，特に看護師が疲れやすいため，あらためてストレスについての知識を学び，自分なりのストレス対処を検討してもらう。さらには，ストレスをなるべくためないようなコミュニケーションスキルを練習し，当日からでも役に立つような研修を実施している。

介入が必要な「看取り後」のケース

　筆者は，現在は精神科救急に特化した精神科病院に精神看護専門看護師（以下，CNS）として勤務しているが，いままで30年，40年というような期間になる長期の入院患者に出会ってきた。これから紹介する事例は，いくつかの体験を統合したものであり，特定の看護師や筆者が所属する施設の事例に限ったものではない。

1）急な転帰を受け入れれなかった若手看護師

　ある60代の男性患者は若いころから統合失調症で入退院をくり返しており，約20年にわたる長期入院となっていた。ここ数年は陰性症状が主体で認知機能の低下も重なり，徐々に食事や水分が十分に摂れなくなっていた。高齢の母親が2週間に1回ほど面会に来ており，医師より全身状態がじわじわと悪化していることを説明されていたが，母親にも物忘れが多くみられ，子の危機についてどれだけ理解しているかわからなかった。肺炎を起こしたため経口摂取は禁止になり，母親にも胃ろうについての説明をしたが希望をされず，末梢からの輸液のみで経過観察していた。それから栄養状態や呼吸状態が悪化，意識レベルが低下し，2，3日であっという間に亡くなった。ベテランのスタッフにとっては予測可能な範囲の転帰であったが，母親は「前回面会したときには少し会話ができたのに」「どうしてこんなことになったのか！」と急な別れにひどく動揺した。対応した受け持ち看護師は攻撃されたように感じ，「ショックを受けて落ち込んでいる」と看護課長からCNSである筆者に相談があった。この受け持ち看護師は臨床経験が浅く，はじめての看取りだった。

後日，落ちついて話を聞くと，「なんとなく元気がないとは思っていた」「受け持ち患者だったので特別には感じていた」「いつかは亡くなると漠然と思っていた」と話し，先輩の指導を受けていたが心の準備はできないまま，看取りに立ち会っていたようだった。話を聞きながら，彼女自身も不安だったこと，患者の死に対して悲しみを感じていることを理解し，こちらが理解したことを伝えた。そのような気持ちを抱くことは普通であることを説明し，気持ちの整理につきあうこととした。部署で信頼できる先輩看護師や管理者の支援も受けながら，はじめての看取りを乗り越えて成長している。

2) 積極的な治療ができないことに憤る中堅ナース

　ある70代の女性患者は，20代で統合失調症を発症し，精神科病院での入退院をくり返していた。50代で乳がんを患い，精神科病院とがん治療のための転院をくり返すようになる。なんとか精神症状を落ちつかせて検査や手術を受けるが，術後に精神症状が悪化し，すぐに精神科病院に戻った。気分の波が強く，機嫌よく放歌していたかと思えば，こちらの問いかけに何も話してくれないときもあった。その後，肝臓に転移が見つかり，抗がん剤の内服治療を受けていたが，精神症状が安定せずに身体科への転院ができないままがんが進行し，最期は対症療法しか選択できない状況であった。

　ちょうどそのころ，身体科での勤務経験のある中堅看護師が就職してきた。彼は患者の苦痛を和らげるために腹水を抜くことや，輸血をすることを主治医に提案するが，「精神科だから」とまったく受け入れられず，話を聞いてほしいとCNSを訪ねてきた。患者の苦痛を減らすために「できることをしてあげたい」と熱く訴え，「自分なら

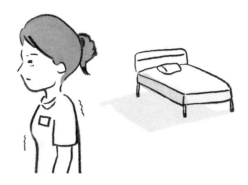

緩和のための処方や処置オーダーに対応できるのに」と悔しそうに述べた。そこで，リーダー看護師や主治医への具体的な伝え方を一緒に検討し，「やってみます」と勇んで病棟へ帰っていった。しかし彼の努力もむなしく，その後も積極的な処置やケアがなされることはなく，苦痛を十分に緩和してあげることができないまま患者が日に日に活気が減っていく様子に，スタッフはつらく悲しく申し訳ない気持ちになっていた。魂の叫びのような大きな声が聞こえなくなった数日後に，患者は妹に見守られ亡くなった。

　しばらくして，その中堅看護師が再び私のもとを訪れた。主治医やほかの身体科経験のない看護師への不満，さらには精神科医療全体への諦めを語り，精神科看護を続ける自信がなくなったと話した。私はその中堅看護師とともにケースを振り返り，「どこでどのような感情を抱いたのか」「本当はどうしたかったのか」「もし，いまならどうしたいか」を整理した。医療や看護はチームで提供するもので，誰か1人の力だけではうまくいかないこと，チーム全体に働きかけていく力が必要なことを確認した。精神科医療のおかれている現状を共有し，彼が思い描く理想の精神科医療を提供するために，自分自身

ができるスモールステップの課題を考えてくるようお願いした。また，精神科看護を続けることを説得するのではなく，本人の意思決定を支えることに重きをおいてかかわった。その後も何度か面接を行い，いまでは異常を早期発見できるよう，看護師のフィジカルアセスメントの能力を高めることを目標にした勉強会を開催している。

スタッフのメンタルヘルスのために

　通常の業務上の困難感や葛藤については，各部署の教育担当や管理職がサポートを行うだろうが，看取りをめぐって揺れるスタッフのサポートは誰が行うのが適切なのだろうか。長期の入院患者が多い病棟では，患者の顔触れはあまり変わらずに季節が移ろいでゆく。患者が徐々に年をとり，スタッフも同じだけ年をとり，かかわりの歴史が長くなる。そのようななかでの看取りは，まさにその患者の人生の集大成の場であり，看護観や人生観がぶつかることになるだろう。看取りにまつわる葛藤やチーム内での対立は，後に大きな禍根となることもあるため，特に対立が見られるときは早急に介入が必要である。その際は，CNSのような部署外の人員が介入することが望ましい。フラットに関係者の思いを聞き，起こっていること，思いのズレを明らかにして介入の糸口を探っていく。治療やケアがしっくりきていないときは，診療録にも表れていることが多い。情報収集に努めながら，困ったときに相談してもらえるように普段から部署を回り，関係性をつくることを心がけたい。

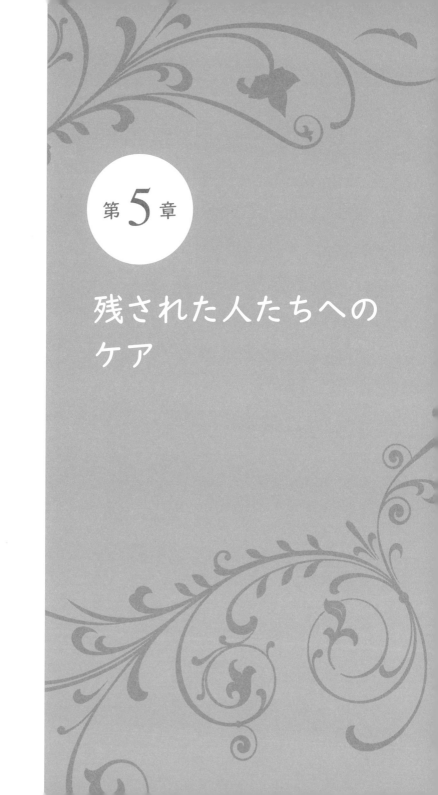

第 5 章

残された人たちへの
ケア

看取りにある人の
家族ケア

看取りにおける家族ケアの基本的な考え方

　看取りにある人のケアにおいては，患者だけでなく家族が重要な支援の対象となる。看取りに限ったことではないが，人は未知の経験や予想外のことに遭遇すると，驚きや困惑，混乱が生じ，普段何気なくできていることであっても対処が難しくなる。ましてや人の死や看取りに直面したときには，家族は何が起こっているのか理解できず，これから何が起こるのかわからない状況によって不安や恐怖などのストレスに苛まれる。さらには，看取りの過程において十分に対応できなかったと感じた場合には，看取りが後悔し続ける体験になってしまうかもしれない。看取りにある人の家族ケアは，家族の不安や疲労を軽減し，死別後の強い悲嘆や抑うつなどの精神的な問題を予防するだけでなく，家族の安心や安定を得ることによって，患者の安心・安定をももたらすことにつながる。

　看取りの過程のなかで，家族は患者の意思決定を支えるという重要な役割を担う。たとえば，患者への病状・病名の告知に関することや病状の進行・変化に伴う治療方針，療養場所の判断，そして，どのような余生を送るかなどについてである。特に，患者本人の認知機能や判断力の低下によって意思を伝えることが難しい，あるいは，意思がわからないといった場合には，家族にさまざまな判断を委ねられることになる。看取りは，残される家族にとっても人生での大

切な局面となり，家族が患者本人にとって何がもっとも大切なのか
を考え，患者の意思決定の支援者となり得るように家族ケアを行う
ことが，看護師の重要な役割の1つになる。

精神科に長期入院をしている人の家族

　精神科では「家族」と言ってもさまざまな事情や背景を抱えている
ケースが少なくない。家族の形態やありようは多様であり関係性も
複雑であるがゆえ，患者が家族に対して拒絶を示したり，逆に家族
が患者を避けたりして病院に来ない（来られない）といったケースも
あるだろう。

　長期入院患者の場合には，数十年の入院期間中に家族関係にもさ
まざまな変化が起こる。特に，家庭内の患者の居場所がなくなるだ
けでなく，家族も高齢となり体力的にも精神的にも，また経済的に
も患者を支えることが難しくなる。父母が他界している場合には，中
心的な役割が親から兄弟姉妹，おじやおばに代わり，患者との接点
がさらに疎遠となる。兄弟姉妹がいたとしても，配偶者や子どもた
ちに患者のことを知らせていないケースもあり，家族で患者を支え
ることが難しい状況も少なくない。

　精神に病をもつ人の家族のなかには，自分たちの育て方が悪かっ
たなどとみずからを責めたり，世間体を気にして心を閉ざしていた
り，孤立感や孤独感を強めている家族もいる。過去に患者から受け
た激しい言動が払拭できずにいたり，疾患や治療の理解が得られな
い状態が続いていたりすることもある。患者に対する関心が希薄で
あるかのように見える家族でも，十分な役割を果たせていないとい

う気まずさや負い目から，どうしても病院に足が向かない自分を情けなく思う家族もいる。

　看護師は，面会が途絶えがちであったり，患者に会うことをかたくなに拒んだりする家族に対して「冷たい家族」など，ときに否定的な感情を抱くことがあるが，このような一方的なとらえ方では家族支援は難しくなってしまう。

　家族ケアを考えるときに非常に重要なことは，まず，看護師1人1人が自分の家族観を見直すことである。私たち看護師もそれぞれ自分の家族があり，無意識に「家族とはこうあるべきもの」といった思い込みや，「あるべき」姿を押しつけてしまいがちとなる。目の前にいる家族に対して自分はどのようなとらえ方をしているのか，一方的な見方をしていないかをみずからに問い，さまざまな家族のありようを理解することから家族ケアが始まる。そのうえで，家族がこれまでの長い経過のなかで経験してきた苦悩に思いを馳せながら，どのような心情もまずは受けとめ，家族自身が患者にどのような思いを抱いているのか共感的な姿勢を示すことが重要である。もし，病院から足が遠のいている家族がいたのなら，まず，現在の家族の状況を理解すること，その姿勢を地道に示し続けていくことが求められることになる。

看取りにある長期入院患者の家族ケア

1）家族と患者の関係をつなぐ

　看取りにある人のケアのなかで，看護師が重視して実践することの1つに，患者と家族の橋渡しをすることがあげられる（小林他，

2018)。たとえば，家族の面会時には家族自身の生活にも配慮し，労いの言葉をかけること，面会までの間の患者の身体的，精神的な状態について伝えること，患者の気持ちをくみとり代弁することなどである（林他，2012）。実際に面会の場面に立ち会い，患者や家族の様子を観察し，家族へ肯定的なフィードバックすることも大切である。このようなケアをとおして，家族と患者，あるいは医療者との会話量を少しずつ増やし，互いの理解を深める機会を意図的につくっていく。

　長期入院患者の家族の場合には，長年にわたる音信不通や患者と家族の間で確執があるケースも少なくない。「亡くなったら連絡をくれればいい」と話す家族もいる一方で，これまでの経過を知らない家族ほど，訃報に接して動揺や怒りを示す場合もある。家族のなかには，距離のとり方が排除的，あるいは密着的であったりするなど極端な人もいる。患者の話や思い出話につきあってもらえるか，「会って行ってください」という声かけに応じてもらえるか，患者に近づいてもらえるかなどといったことから，患者と家族の距離感を推しはかることが大切となる。

　看取りは，日々のケアの延長線上にある。患者はもとより，日ごろから家族に関心を寄せること，そして，患者が身体的に健康なときから，疎遠であればなおさらのこと患者と家族が関係性を取り戻せるよう，その過程に忍耐強くかかわり続けることが必要となる。

2）家族のニーズを把握し安心・納得をめざす

　看取りにある人の家族のニーズには，①患者の状態を知りたい，②患者の役に立ちたい，③患者の安心や安楽を保証してほしい，④感

情を表出したい，⑤自分自身を保ちたい，などといったことがある（鈴木，2003）。

　家族が患者の病状や現在の状態を理解することは容易ではないが，大切なことである。特に，面会に来られない長期入院患者の家族の場合には，普段の患者の様子がわからないことに加えて命の終わりが差し迫るという重大さから，たとえ具体的に言語化されなくてもさまざまな不安や葛藤が生じていると思われる。これから起こり得る症状や予測される変化を踏まえて患者がどのような経過をたどるのか，そのとき，どのケアをどのようにしていくのかなど，家族の理解度を確認しながら正しい情報提供と援助方法を具体的に伝えることが重要となる。不安をすべて取り除くことは難しいが，予期していたことが起こるのとそうではないことが起こるのとでは，受けとめ方がずいぶん異なるのではないだろうか。

　家族への説明には，看取りのパンフレット「これからの過ごし方について」（OPTIMプロジェクト，2020）の活用が効果的といわれている。このパンフレットは，看取りの時期に多くの家族が体験する不安や疑問について（たとえば，亡くなるまでの経過や症状，死前喘鳴など），イラストとともにわかりやすく解説されている。患者が適切なケアを受けていることがわかれば，家族の安心にもつながる。

　看取りにある人の家族は，予期悲嘆をはじめ，揺れ動くさまざまな感情を体験する。家族はできる限りの世話をしたいと考えながらも少し息抜きしたいと思ったり，少しでも長生きしてほしいと願いつつも闘病生活から解放されたいと思ったりすることがある。このような家族の心情を理解しながら，感情表出を促すような環境調整も大切なケアとなる。また，家族がケアに参加できるようにしたり，

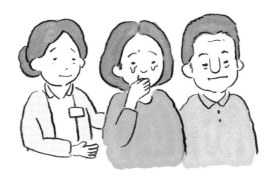

ときには家族自身の健康状態に配慮し，休息を促したりするなど，家族自身がいつもどおりの気持ちでそばにいられることが，患者の安心をもたらす。そして，家族が患者との関係で何を大切にしているか，どのようなことを医療者に望んでいるかなどをくみとりながらケアに反映していく。

3) 患者の意思を支えるための家族ケア

　精神に病をもつ人の場合には，本人の判断能力や意思決定能力に対する問題が指摘される。たとえ，本人が意向を明確に表明しても，その表明にもとづき意思決定をしてよいのだろうかという疑義が生じる。そのため，ついつい家族の思いが先走り，本人の意思よりも家族の意向が優先されることがある。家族の思いを受けとめながらも，あくまでも，家族は本人の意思が尊重されるような立場をとることに徹してもらえるよう支援することが大切となる。そのためにも，医療者は意思決定の場面において，「家族がどのようにしたいか」ではなく，「本人だったらどのように思うか」といった投げかけ方を意識することが重要である。私たちの問いかけ方によって，患者の

意思決定に大きく影響を及ぼす可能性があることを，医療者は十分に理解しておく必要がある。

　長期入院患者の家族が，「本人がどのように思うか」といったことを判断することは容易ではない。また，家族であっても患者の立場に立った判断が可能であるとも言い切れない。患者の意思決定を家族が支えられるようにするためには，患者が会話できる状態のときに，最期について家族を含めて話をしておくことが望ましい。たとえば，患者と家族の思い描く延命治療とはどのようなことか，本人が意思表示した望む生き方とは何かを話し合っておくなどである。本人が話せるうちに，家族と話し合いをもつことが後悔しないための看取りを行うための第一歩になるのである。

　とはいえ，死について語ることがタブー視されてきた日本の文化のなかでは，最期について直接的に話すことは容易ではない。普段からささいな話題を大切にし，好きなことや興味があることなど，そのつど，どうして好きなのか理由を掘り下げて考えていく。そうすることで，その人の価値観が共有でき，たとえ話せない状態になっても，本人がどう考えるかなんとなくわかるようになるのではないだろうか。患者が大切にしていること，価値観を知ること，それを家族と共有することが，患者の意思を尊重するための家族ケアにつながっていく。

　命にかかわる治療の選択に際して特に重要なことは，誰か1人が決定したり，責任をとったりするのではなく，「本人がどうしたいだろう」とみんなで考え，納得できる合意形成をしていくことだ。医療チームとして，本人の意思や本人にとっての最善を中心にすえ，患者と家族の理解と合意をもって医療やケアを提供していくこと，その

ためには，医療者は理解と合意を得るための努力を継続しながら支援していくことが重要となる。

4）看取りの場面における家族ケア

医療者は，患者と家族にとって最後の大切な時間を邪魔しないように少し離れて見守る。亡くなるとき，多くの場合は先に呼吸が乱れ停止し，心臓はそれより遅れてとまることが多い。医師が死亡確認を行うが，その際，家族の準備が整っているか観察が大切になる。

患者が亡くなったときには，「ご本人がいちばんがんばりましたが，ご家族もたいへんがんばられたと思います」など，家族が闘病に付き添った労をねぎらう言葉をかけることを忘れないでいたい。

患者を看取った後に，どこかホッとしている自分を責める家族もいる。献身的に闘病を支えた家族でさえ，「何もしてあげられなかった」と後悔する人もいる。こうした複雑な家族の思いを受けとめながら，ホッとするのはいけないことではないこと，それだけがんばってきた証しであること，むしろ自然な感情であることを伝え，患者が亡くなる前の家族の働きかけに対して肯定的なフィードバックを言語化することが大切となる。「本当によくお世話されました」「ご本人もきっとよろこんでいたと思います」などといった言葉は，遺族の消し去れぬ後悔や心残りを少し軽くするかもしれない。

5）医療者としての限界を知る

看護師は，看取りにおいて患者と家族がともに悔いの残らないように過ごしてもらいたいと願いながら，さまざまな援助を試みる。それでもなお，患者との関係性が修復できずにいる家族も少なくない。

残念ながら，家族との関係がこじれたまま死を迎える患者や身寄り
がなく孤独な死を迎える患者もいるかもしれない。

　このようなとき看護師は，患者への申し訳なさから無力感を抱い
たり徒労感に苛まれたりする一方で，家族に対して苛立ちや腹立た
しさを感じることがある。しかし，家族には家族自身の人生を自己
決定していく権利がある。看護師ができることには限界があること
を知り，それを受け入れることが必要なときもあることを忘れては
いけない。

後悔のない最期を迎えるために

　人は，人生のなかで誰もが命の終わりを一度だけ迎える。その人
の命の終わりは，家族にとっても周囲の人にとっても一度のことで
ある。その一度の人生の終わりが不安や孤独感でいっぱいだとした
ら，本人ばかりではなく，看取った家族や周囲の人にも後悔が残る。
十分な別れができなかったり，亡くなる過程で悔いが残ったりする
と，家族はいつまでもその気持ちを引きずることになってしまう。

　逆に「できることだけのことはした」「穏やかな最期を迎えること
ができた」と思えるような時間を過ごせると，患者の死後，残された
家族は“生きようとする力”がもてるのではないだろうか。人が亡く
なるということは非常にショッキングな出来事であるが，少なくと
も「あのときのことは思い出したくない」といった思いは残さないよ
うにしたい。患者と家族が残された時間を少しでも有意義に過ごし，
孤独と絶望のなかで亡くなることがないように，いまいちど，家族
ケアの観点から日々のかかわりを見直していきたい。

【引用・参考文献】

OPTIMプロジェクト（2020）：看取りのパンフレット「これからの過ごし方について」. http://gankanwa.umin.jp/pdf/mitori02.pdf（最終閲覧2020年2月10日）

小林純子, 林和枝（2018）：精神疾患を有する患者へのターミナルケアの現状と課題—精神科病院に勤務する看護師へのインタビューを通して. ホスピスケアと在宅ケア, 26（3）, 320-328.

鈴木志津枝（2003）：家族がたどる心理的プロセスとニーズ. 家族看護, 2, 35-42, .

林和枝, 小林純子（2012）：精神疾患を有する患者のターミナルケアに関する過去10年の文献検討—患者・家族へのケアの視点から. ホスピスケアと在宅ケア, 20（3）, 241-248.

平方眞（2015）：看取りの技術—平方流 上手な最期の迎えさせ方. 日経BPマーケティング.

宮下光令, 林ゑり子（2018）：看取りケア プラクティス×エビデンス—今日から活かせる72のエッセンス. 南江堂.

家族ケアの実際
―「病院からの電話が怖かった」

事例をとおして考える

　青木さん（仮名，統合失調症，70代，男性）は，精神科病院の入院歴は30年以上になる。長期療養中は，「ほかの人と話をするとその人の魂を飛ばしてしまう」「宇宙に魂を飛ばしてしまったら申し訳ない」と，他者との交流はほとんどなく，好きな1人将棋をしたり，ラジオを聴いたり，散歩で花を観賞したり，日常生活は穏やかに過ごしていた。ある日の定期健診で胸部レントゲンに異常を認め，総合病院で精査したところ，すでに肺がんステージⅣ，肝臓にも転移を認め根治的な治療は望めない状態であった。総合病院でがんであることは本人に告げられたが，その後の治療などの詳細は伝えられていない。

　青木さんの両親はすでに他界しており，キーパーソンである5歳下の妹が都内で単身生活を送っていた。妹の面会はほとんどないが，時折「どうしているだろうか」と妹を気にかける一面があるやさしい方であった。

1）病院に向かう一歩を支える

　がんの罹患がわかり，妹とも話し合うために，何度も電話をしたが連絡がとれない状況が数週間続いた。カンファレンスでは，病院からの電話が妹にとって負担になっているのではないかという意見

があがった。そこで，できる限り妹の負担がなく連絡がとれる可能性を模索した結果，手紙を送ることにした。手紙の内容は，身体的疾患が発見されたことだけではなく，穏やかに療養されている現状や青木さんの今後について一緒に考えていきたいという内容とした。2度目の手紙を送ってから数日後，ようやく妹から折り返しの電話が病棟に入った。妹は病院からの電話がとにかく怖くて身体が震えてずっと出られなかったこと，兄のことを考え気に病み，自身の持病が悪化し，体調を崩していたことなど，涙ながらに話された。

　妹からの連絡を受け，すぐにカンファレンスを開き，妹の現状および心情の共通理解と，家族ケアを重点的に行うことをチームで共有した。そして，急変時の対応は郵送で同意書を交わすことも可能なことなど，負担を強いることがない方法を妹に提案し，意向を確認することにしたが，数日後，妹は病院を訪れてくれた。主治医，病棟師長，精神保健福祉士が同席し，ようやく話し合いの場がもたれ，妹は電話で話ができて少し気持ちが楽になったこと，身体治療のために一度退院したら再入院できないのではないかと考えていたこと，転院に伴う経済的な負担に対する不安などを話された。また，今後の治療については本人の意向を尊重したいとし，十数年ぶりに兄妹の面会となった。

　看護師が病室まで付き添い，声をかけると，青木さんはちらりと視線を向け，「ああ」と返事をして目を閉じた。そのとき青木さんと妹は言葉を交わすことはなかったが，この面会をきっかけに，妹から青木さんの様子を気にかける電話が病棟に入るようになった。妹が病棟に来られるときには，妹の労をねぎらって体調に配慮した声かけをし，本人との面会の意向を確認したうえで，希望したときには看

護師が病室まで付き添うことにした。他愛ない話題に加えて，面会に来られない間の青木さんの様子や思い出話などを交えながら，和やかな雰囲気で面会ができるようにかかわった。

2) 患者の意思を支えるための家族ケア

妹と青木さん，医療者との関係を少しずつ取り戻していくなかで，総合病院での告知後，くわしい病状や今後の治療方針について本人には伝えられないままでいた。青木さんの容態はけいれん発作や肺炎をくり返し，不安定な状態が続いていた。治療について妹は，「自分1人では決められない，どうしたらいいのかわからない」と明らかに困惑した状況であった。今後について決めかねるつらい心情を受けとめながら，長期療養生活のなかで青木さんが好きだったこと，大切にしていたことなど，元気なときの様子を伝えながら，「本人だったらどのような治療やケアを望まれるのだろうか」と一緒に考えていく姿勢でかかわっていった。そして，青木さんの意識がはっきりしている状態のときに，主治医，看護師，精神保健福祉士，そして妹の立ち合いのもと話し合いを行った。その結果，青木さんは，肺がんや肝転移について積極的な検査や治療は望まないと希望し，急変時の気管内挿管は行わないこと，症状に対しては薬剤投与や輸液療法を行う方向性が決定した。

1か月が過ぎたころ，それまで対処療法として行っていた，抗けいれん薬の注射や輸液・利尿剤での水分コントロール，栄養摂取のための経管栄養は，血管の確保や管の刺激による出血などによって継続することが難しくなっていった。容態が徐々に悪化していくなか，青木さんは点滴も経管栄養も薬剤投与もすべて拒否を示す。妹は「本

当は治療をしたほうがよかったのではないか」「ほかに手立てがあったのではないか」と後悔の気持ちを吐露して涙を流す場面もあり，妹の抱える感情を表出できるようにかかわっていった。

　青木さんの容態悪化に伴って，再度治療の方向性について話し合いがもたれた。青木さんの覚醒度が高い時間帯を選び，主治医，看護師，精神保健福祉士，そして妹が立ち合った。このころの青木さんは，以前のような「人を飛ばしちゃう」といった言葉は聞かれなくなり，主治医の説明を静かに聞いていた。そして，「苦しいのはイヤ，なんにもしたくない」「この病院を移るのはイヤだ」とはっきり意思を示した。妹は思わず「点滴も鼻からの栄養もしないと死んじゃうってことなんだよ」と涙ぐみながら投げかけたが，青木さんは妹の目をみて静かにうなずいていた。妹は，「兄妹だけにしてほしい」と希望し，亡くなった両親や幼少期の話に青木さんは涙を流していた。しばらく病室で2人の時間を過ごした後，妹も青木さん本人の意向に添うことに同意し，病態悪化時の総合病院への転院はせず，精神科病院での看取りの方向が決定した。病院倫理委員会においても，青木さんと妹の意思決定を尊重するといった方針が認められた。

　精神科病院での看取りの方向性が決まった後も妹は，「本当に何もしないことが兄にとってよいことなのか」「何かできることがあるのではないか」と話し，これまで疎遠であった兄への後悔の念を埋め合わせるかのように，揺れ動く気持ちを表出していた。命にかかわる難しい決断を妹だけに負わせることのないように，その都度，「青木さんが望むことは何か，青木さんはいまの状況をどのように考えるか」ということを軸に，妹と一緒に考えていく姿勢とともに，何度も話し合いの場を設けた。

　青木さんは，次第に言葉を発することが難しくなり，アイコンタクトやうなずきなどで疎通をはかることが多くなっていった。そのようななかで，「妹にそばにいてほしい」とポツリと話し，その言葉はすぐに妹の面会時に伝えられた。このころには，妹は1週間に2日程度，面会にみえていた。そのため，青木さんのケアに一緒に参加できるよう促し，青木さんの好きな将棋のDVD観賞やラジオを聞くなどしながら，2人が穏やかな時間を過ごせるようにかかわっていった。青木さんとともに時間を過ごすなかで，妹は本を読んであげることや，何もせずに傍らでそっと寄り添い過ごす姿もみられるようになっていった。ある日妹から，「ずっと天井を見あげていてさびしいから」と，病室の天井に貼り絵などで装飾をしてもよいかと尋ねられ，看護師と一緒に空や星をイメージするような飾りをし，その様子を穏やかな表情で見守る青木さんの姿があった。

　面会の機会も増え穏やかに過ごす青木さんと妹の姿がある一方で，「話すこともできなくなり，少しずつ弱っていく兄の姿をみているのがつらい」と涙ながらに話し，兄の前では気丈に振る舞っていた妹の姿があった。青木さんのがん発覚後，自身も持病を抱えながら懸命に兄のことを考え寄り添い，一緒の時間を過ごしてきた労いと，本人にとってもその時間はよろこび，安心の時間であり，何よりも穏やかな時間を過ごせていることを伝えながら，今後の青木さんの予測される容態の変化について説明をしていくようにした。

　日を増すごとに，青木さんはベッドから起き上がることが難しくなり，眠っている時間が多くなっていった。桜の花が満開になるころ，花見を計画し，看護師，主治医がベッドのまわりを桜の花いっ

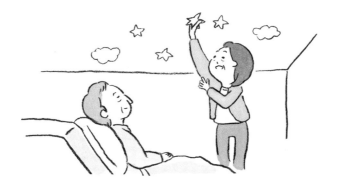

ぱいに囲み，花見をした。数日後，多くのスタッフに見守られ，妹が
手を握るなか，青木さんは静かに永眠された。妹は，「長い間過ごし
たこの病院で，慣れ親しんだスタッフの方々に見守られ最後を迎え
ることができた兄は幸せでした」とあいさつをされ，帰路についた。

事例を振り返って

　長期入院患者の看取りにおける家族ケアの特徴として，医療者は
患者やその家族について長い間知っており，家族もまた医療者のこ
とを知っているという関係性が存在する。よくも悪くも，その関係
性の文脈のなかで看取りのケアが提供されることになる。これまで
の関係性によっては，家族にとって医療者は，責任を押しつけられ
る，脅かす存在として受けとめられる可能性があるということを念
頭におく必要がある。
　この事例の場合も，青木さんが長期入院となっていることから，こ
れまで幾度となく地域生活への移行について妹と話してきたという
経緯があった。そのため，妹は一度退院をしてしまったら，病院が

再入院を拒むのではないかと考えていたのかもしれない。「病院からの電話がとにかく怖かった」という妹の言葉から，これまでの患者や家族，医療者間との関係性を振り返ることに加え，家族の心情を察し，支持的なかかわりを提供する意味の重要性を再認識した事例であった。

　判断能力に制限があるとされる精神に病をもつ人の意思決定においては，本人が語っていることが本当に本人の意思として受けとってよいのだろうかといった判断の難しさがある。命にかかわるような治療同意などの意思決定においては，なおさら困難が伴うことになる。

　長期入院の患者の場合，長い経過のなかで本人の語ることがどのような意味をもつのか，いまの精神状態をどのように査定するのか，家族だけではなく多職種を含めてみんなで考えていくことが重要になる。青木さんの場合も元気なときは「人を飛ばす」などの精神症状を訴えていたが，身体症状の悪化に反比例するかのように本人が示す意思は，精神症状ではないという判断をみんなで共通認識していった過程があった。

　そして，その判断の材料となるのは，青木さんが長い療養生活のなかで何が好きだったのか，何を大切に生活してきたのか，それまでの本人の生き様や価値観だったのではないだろうか。青木さんが大切にしていたことを疎遠であった家族が理解できるように医療者は家族とも対話を重ね，「本人の意思はやっぱりそこにあるよね」「本人はそれを大切にしているよね」と一致するプロセスを踏んでいくこと，つまり，合意形成を家族，医療者全員で行っていくことが重要となる。家族だけが決める，誰か1人が決めるのではなく，「本人

だったらどのように考えるか」,「本人にとってどうすることがいい
ことなのか」を中心にすえ,家族を含めて一緒に考えるという立場で
支援していくことが,可能な限りの納得できる看取りにつながるの
ではないだろうか。

【引用・参考文献】
清水哲郎（2014）：看護倫理実践事例46—教育・事例検討・研究に役立つ. 日
総研出版, 384-390.
西川満則,長江弘子,横江由理子編（2016)：本人の意思を尊重する意思決定支援
—事例で学ぶアドバンス・ケア・プランニング. 南山堂.

病棟で「患者の死」について語るということ
―亡くなった患者と残された患者とのかかわりから

　筆者は長期入院患者が多くいる病棟で一看護師として，そしてそのなかの数年を管理職として過ごした経験がある。患者たちと日々語り合うなかで，病いとは何か，人と人とのつながりはいかにして育まれ，いかにして失われるのかを考えてきた。患者たちは，長年の入院生活で患者同士のつながりをもち，助け合っており，それはそれまで筆者が考えていた以上のものだった。そのようなつながりをもつなかで，仲間ともいえる患者の死は，残された患者たちの目にはどのように映るのだろうか。そこに，私たち看護師はどのようにかかわることができるのだろうか。

　筆者が病棟のなかで患者の死に向き合った経験はあまり多くはない。しかし，数少ない体験でも，患者の死は筆者にさまざまなことを学ばせてくれたように思う。ここでは，筆者の反省も込めてその体験を振り返り，長期入院患者の死に直面したときに，病棟に残された患者たちといかにかかわるべきか，患者との「語り」という視点から考えてみたい。

1人の患者の病とそれを見守る患者たち

　患者の死について考えるとき，筆者は1人の患者，伊藤さん（仮名，60代，女性）のことを思い出す。10年以上も前の出来事であり詳細は覚えていないが，伊藤さんはがんを患い，長期入院患者の多い精神科の慢性期病棟に入院してきた。統合失調症のため長期にわたっ

て外来通院をしていたが，身体的不調がではじめ，日常生活がまま
ならなくなってきたことから，内科医の勧めもあり，入院となった。
娘と2人暮らしでほかに身寄りはなく，娘の面会は滞りがちだった。

　伊藤さんは，慢性期の統合失調症らしい独特の風貌をもち，決し
て愛想がいいほうではなかった。しかし，入院してすぐに長期入院
の患者たちになじんであいさつ程度の会話を交わすようになり，日
中はホールで過ごしていた。

　伊藤さんのおなかは，腹水で日に日に膨らんでいった。そのとき
筆者は非常勤スタッフで，週に一度程度の勤務だったが，筆者が出勤
し，隣に座って雑談などをしていると，おなかをさして「ここに，何
があるんだろう。ねえ?」「教えて」と私に問いかけた。そして，「家
に帰りたい。どうして入院していなきゃいけないの?」と訴えた。伊
藤さんに病名は告げられておらず，内科の医師も精神科の医師も「身
体の治療が必要」程度にしか説明していなかった。看護師は，日々の
体調を気遣いながら検温し，病棟での生活を見守っていた。筆者は
伊藤さんの予後や，統合失調症を抱えながらもこれまで女手ひとつ
で娘を育ててきた背景を思うと，病名を告知せずに入院させておく
ことに後ろめたさを感じた。

　筆者は，伊藤さんの思いを聴き続けた。ホールでやりとりする私
と伊藤さんの姿を，数人の女性患者は近くでそっと見守っていた。話
を聞くうちに，伊藤さんは「帰れないのなら，せめて家を見に行きた
い」というようになった。スタッフと相談し，医師と看護師が付き添
い，自宅に外出することが叶った。次第に伊藤さんは息苦しさも訴
えるようになった。周囲の患者はそんな様子をみて，時折「なんだろ
うね」「苦しそうだね」と伊藤さんに声をかけていた。そして，まも

なく伊藤さんは病棟で静かに亡くなった。娘が呼ばれ，病棟を去っていった。伊藤さんの死は病棟の患者たちには伝えられず，しばらく経つと，病棟はいつもの様子を取り戻したように見えた。

　しかし，振り返ってみれば，周囲の患者は，少なくとも隣で見守っていた患者たちは，筆者と伊藤さんの会話を聞き，伊藤さんの身体をいたわり，伊藤さんの身に何が起こっているのかを感じとっていたように思う。伊藤さんが病棟から運ばれていく姿は見ていただろうし，患者たちは伊藤さんの死をわかっていた。あのとき，病棟の患者たちはどのような思いを抱えていたのだろうか。筆者は，残された患者たちと伊藤さんの死について語り合いたい気持ちもあったが，死に関する語りを好まない病棟のムードと日々の業務に流され，そのままにしてしまった。そして，未消化のまま，いまにいたっている。

語れなかった伊藤さんの死

　伊藤さんの死について，患者たちとともに語り合うことができなかったのは，なぜだろうか。1つには，病院全体において，患者の死はほかの患者には伏せておく慣習があった。そして，スタッフの疲弊があったように思う。近年，患者の高齢化により，精神科病棟のなかでの患者の死は少しずつ増えてきているが，当時は，まだ多くはなかった。合併症対応も不十分で，スタッフはターミナル期にある伊藤さんのケアに必死になっていた。

　さらに筆者自身を振り返ると，当時，死についてあまり深く考えたことがなかったように思う。病棟で患者の死に出会うことはほと

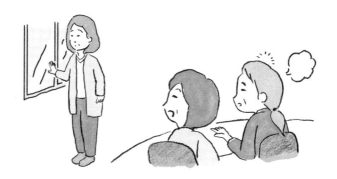

んどなく，看護師として死の倫理を考えることはあっても，深く向き合うことなく日々を過ごしていた。それは，病棟としても同じだった。ターミナル期の伊藤さんが入院してきても，どのような処置をするのか，どのような連絡体制をとるのかなどの対応策に追われ，「死」について看護師が互いの認識を深め合うことはなかった。

　そのような状況で，ほかの患者たちが伊藤さんの死をどのように受けとめているかということは，十分に考えきれなかったのではないだろうか。そして，「死」というネガティブなイメージがほかの患者に与える影響を懸念し，「死」の話題は閉ざされた。

　実際，ある長期入院患者の多い病棟で，患者が立て続けに亡くなったときに，患者たちの動揺をまのあたりにしたことがある。亡くなった患者はいずれも病死だったが，突然の出来事は，看護師にとっても衝撃だった。「〇〇さんは？」と亡くなった患者について聞く患者もいたが，やはりここでも患者の死は残された患者たちには告げられなかった。しばらくすると不穏になる患者が相次いだ。興奮する患者，ほかの患者やスタッフに対して暴力的になる患者，奇声をあげる患者などが出て，病棟内がどことなくイライラした雰囲気

になった。この不穏を患者の死と単純に結びつけることはできないが，同じ病棟の仲間の死は無関係ではないだろう。

しかし，その動揺は「仲間の死」そのものよりも，「仲間の死」に向き合う機会がなかったことによるもの，すなわち，「仲間の死」を伏せられたために悲しみを言語化できず，抑圧された怒りや悲しみによるものではないだろうか。

残された患者たちには，抑うつ，不安，怒り，悲しみ，さまざまな感情があっただろうが，それが取り扱われることはなかった。ストレスに対して脆弱な患者たちが，「仲間の死」を1人で抱え込むことは困難である。そこにはサポートが必要である。しかし，そのようなときには，大抵看護師をはじめ，スタッフは急変した患者の対応，家族とのやりとり，事務処理などに追われて多忙である。さらに，看護師にも「もっと何かできたのではないか」というような後悔の念や悲しみなどの感情もわきあがり，残された患者たちの感情を受けとめる余裕がない。

筆者が体験してきたように，精神科において，患者の死が残された患者たちには隠されてしまうことは，珍しいことではないだろう。そして，そのことにあまり向き合ってこなかったようにも思う。患者の死について患者たちに伝えても，受けとめきれないのではないか，不安にさせるのではないか，医療者側にはどこかにそんな思いもあるかもしれないが，それは受けとめきれない自分自身を投影しているにすぎない。

患者の観察力と気遣い

　患者は病棟のなかで，実にさまざまなことを観察し，感じとっている。看護師は，患者の観察力をどの程度理解できているだろうか。

　筆者がかつてかかわった岸さん（仮名，60代女性）は，長期入院の末に退行し，ナースステーション前で駄々をこねたりすねたりして，叫び声をあげては看護師の関心を集めていた。看護師が忙しいときに限って騒ぐので，看護師は対応に手を焼き，困った患者としてみていた。しかし，あるとき，岸さんはいつものようにナースステーション前にいたのだが，表情はいつもと違い，どこかすっきりとしていた。筆者が「もしかして，ここで情報収集している？」と冗談めかしてきくと，岸さんはにっと笑って立ち去った。そのとき筆者は，岸さんは退行した行動など病的な部分が目立つものの，看護師が考えている以上に理解力も判断力ももっているのだと感じた。そして，よくよく観察すると，岸さんはほかの患者に甘える姿も見せていた。年配の女性患者が岸さんの世話を焼いて相手をしている姿が見られ，岸さんなりの対人関係をつくっていることがうかがえた。看護師が見ているのは，岸さんのごく一部であった。

　そうかと思うと，看護師の姿を見かけると「食事に行ったのか」「休憩はとれるのか」などと，こちらを気にかけて声をかけてくれる患者もいる。患者たちは，患者同士の精神状態，身体状況，医師や看護師の機嫌，忙しさなど，さまざまな事柄について情報収集し，それらの情報を，時に共有し，時に口を閉ざして自分の身を守っている。患者が転院したときなどは，「どこに行ったの？」などと聞いてくるが，亡くなった後は何も言わなかったりもする。それは関心がない

のではなく，触れてはいけない空気を読み，心の奥底にしまい込んでいるのである。

長期入院患者のコミュニティ

このように，長期入院患者たちは病棟内でコミュニティをつくっている。現代日本に失われつつあるコミュニティを，病棟内でみることができる。長期入院の患者のなかには家族と疎遠になっていたり，音信不通であったり，すでに死別して単身である者も少なくない。そんな患者たちが病棟のなかで，カーテン1枚で距離をとり，時には家族のように，時には隣近所のおつきあいのように，微妙な距離を保ちながら生活している。世の中から隔絶されてしまったがために，本来あるべきコミュニティの力が患者たちには残されているのかもしれないとも思う。

だからこそ，患者の死はコミュニティにおける隣人の死，あるいは家族の死にも近いものがあるだろう。

仲間の死がもたらすもの

このような仲間の死は，残された患者たちに何をもたらすのだろうか。仲間の死に，何をみるのだろうか。それは，長年同じ環境で過ごした患者にとってみれば，自分の未来かもしれない。だとすると，残された患者たち，看護師など，かかわった者たちが亡くなった患者について語り合い，そこに祈りが込められるならば，それは残された患者たちの未来に温かさをもたらすのではないだろうか。祈り，

亡くなった患者との内なる対話が起こり，自分が「死者」とともにあると気づくとき，自分もまた，死んでもなお仲間たちのなかで生き続けるという「希望」がもてる。

ヤーロム（1995, 2012）は，グループセラピーにおいて，他者が回復する過程を見ることが患者に希望をもたらすことになり，治療効果があるとしている。病棟という大きなグループのなかで，仲間の死をとおして，「死者」がその存在を大切に扱われる過程を体験することは，残された患者たちに「希望」をもたらすのではないか。

病棟で患者の死について語ること

では，残された患者たちと，どのように患者の死について語り合うことができるだろうか。

残された患者たちに患者が亡くなったことを伝え，故人との思い出，こんなことがあったとか，こんな人だったとか，自由に語り合いたい。病棟にグループが根づいていれば，グループで語ることができるだろう。そのような場がない場合，故人とかかわりのあった患者と個別に語り合う形でもよい。たとえ言語化できなくとも，仲間を失った患者のそばに寄り添うことで，非言語的に思いを表現することができる。もし，このような語りをきっかけに患者が不安定になったなら，その感情を受けとめ，治療的にかかわることが必要である。語りの場がないまま，仲間の死が患者のなかに沈殿していくより，治療は前進する。

寿台（2013）は，グリーフワークと喪の儀礼に関する論文で，死別後，遺族が故人との関係を「身体的な存在に基づく関係から象徴的

な関係へ」と転換することが必要だと述べている。そして,「故人との絆を象徴化していくためには,故人に関係のあった者同士の間で,故人の生涯を語り合うこと（ナラティヴ・アプローチ）をとおして,故人が生きて死んだことの意味,遺族が今後も生きていくことの意味を再構成していくことが必要ではないかと思う」と述べている。ここで言われている「遺族」は「残された患者」と読み替えることができるだろう。日本では,お通夜,お葬式,初七日,四十九日,百か日,一周忌,そして,その後も間を空けながら法要を行う文化がある。その機会に上記のような語りが行われ,故人との関係性が再構成される。

語りによる癒やし

さらに,寿台（2013）は「故人を,尊厳を持つものとして弔うとは,その生涯を問い訪ねて,語り継ぐことである。そうした作業を通して,故人と生者の関係,またその故人につながる生者同士の関係をつないでいくことが重要なのだと思われる」とも述べている。語り合うことで,残された者同士がつながることができるのである。

それは,看護師にとっても同じである。1人の患者の死に向き合い,語ることで,看護師自身も他者とつながり,救われる。しかし,それには日ごろから患者と語り合う関係をつくっていくことが必要である。日ごろから患者と語り合うことができない看護師が,患者の死を契機に急に語り合うことはできないだろう。

近年,精神科病棟は急激に変化している。退院促進,急性期患者の受け入れ,患者の高齢化に伴う合併症の増加および日常生活援助

や身体的ケアの増加など，病棟業務は煩雑になり，患者とゆっくり話す暇もないかもしれない。それでも，日常のなかで患者と，1人の人として言葉を交わし，積み重ねていくことが必要である。

　今回，筆者はこの原稿になかなかとりかかれなかった。理由はいくつかあるが，その1つに「患者の死」を取り扱うことの重さがあったように思う。原稿を書くにあたり，いくつかの患者との別れを思い出した。その作業は懐かしくもあったが，重く，1人で行うのはつらかったのかもしれない。しかし，あらためて考えると，多くの患者たちは仲間の死を自分の心にしまい，語れずにいたのだと思う。そのことを考えるとなおさら，分かち合える場をつくりたいと思う。

【引用・参考文献】
Yalom, I. (1995)，中久喜雅文，川室優監訳 (2012)：ヤーロムグループサイコセラピー理論と実践. 6-7. 西村書店.
寿台順誠 (2013)：死別の倫理 グリーフワークと喪の儀礼. 生命倫理. 23 (1)，14-22.

写真のこと

　病棟レクリエーションとして行われる夏祭りやバーベキュー，果物狩りやカラオケなどの際に写真を撮り，患者らはそれを大事にもっていました。看護学生には昔の自分を見せたり，手提げ袋のなかに大事にしまっていたりという患者の姿をよく見かけましたが，近年ではそうした行事のなさや個人情報の課題によって，安易に写真を撮ることも少なくなったのではないでしょうか。

　家族によっては，患者のいまの健康な側面を知らないということや，数年も顔を見ることがないまま経過したということもあります。家族の記憶のなかには，もっとも悪かったときの印象のまま，記憶がとどめられていることもあります。

　意外にも私たちスタッフの記憶には，「笑ったり，冗談めいたりしている健康なときの患者」が思い浮びます。その一瞬を思い出すには，いまのところ記憶に頼るところが大きいです。最近であれば，簡単にスマートフォンで撮影もできるのでしょうが，入院医療の現場ではそうはいきません。作業療法などで写真撮影する機会でもあればよいのかもしれませんが，撮影の許諾や，その後の写真の行方・保存方法など，個人情報保護や撮影に関するルールなどで気軽に写真撮影ができないという世知辛い状態になっている精神科病院もあるのではないでしょうか。

　そして，この問題は「遺影がない」ということに発展します。長期入院患者の画像による思い出をどうするかも，今後の話題になるのかもしれません。

第 6 章

地域での
看取りの実践

地域における看取りを考える

地域における看取りの現状

　1950年代は終末期の8割以上が自宅で看取られていたが，徐々にその場が病院に代わり1970年代に逆転，2000年代には病院死が約8割，自宅での死亡は約1割となり，施設などでの死亡も増えてきた（厚生労働省，2019）。近年，終末期を迎える「場所」の選択肢は広がり，医療機関以外で亡くなる人は微増傾向にある（厚生労働省，2019）。現在，在宅での看取りを行っている医療機関は全体の約5%であるが，年々増加している。訪問看護利用者におけるターミナルケアの利用をみると，死亡によるサービスの終了者は，介護保険よりも医療保険のほうが上回っている（厚生労働省，2017）。換言すると，地域で医療を提供する訪問看護ステーションなどの増加に伴い，介護保険の算定が減少傾向にある一方で，医療保険の算定が増加していることを意味している。なかでもターミナルケアにかかる診療報酬の算定は増加しており，在宅医療の充実に伴い，地域における看取りの体制は徐々に整ってきているといえる。

　しかし，体制が整備されれば地域で看取ることができるという単純なものではない。制度が整ったとしても，看取りを迎えるための課題は多岐にわたる。たとえば，往診医の確保や急変時への不安，本人や家族が多様な医療内容を選択し，決定することの困難さから意見がまとまらないことなどである。このような課題を解決しながら，

制度を効果的・効率的に活用できる人材育成も重要となる。

　今後，多死社会を迎えるだろうわが国において，本人の希望や意思を十分に尊重した医療や介護を提供できるように支援者を育成し，自宅や施設など，個人が望む場所において看取ることが可能となるよう，地域と医療をどのようにつないでいくのか，多職種・多業種・多機関連携の観点から具体的な方策が求められている。

精神医療における地域の看取り

　精神保健医療福祉改革ビジョン以降，精神障がい者の地域移行は進んできた。しかし，精神疾患をもつ人が人生の最期を地域で過ごすのは容易ではない。それにはいくつかの要因が考えられるが，1つ目は精神疾患をもつ人の特性があげられる。たとえば，認知機能障害や感覚鈍麻に伴う健康への無関心さ，向精神薬の影響により疼痛閾値が上昇し，痛みを自覚しづらく，自覚症状を訴えにくい。身体の不調が精神的な不調として表現されることもある。また，なにか身体的な疾患が見つかったとしても，継続した通院や服薬，生活面の管理が困難な人もいる。このように，身体と精神のバランスをはかることに一定の難しさがあるため，適切な治療や対応が遅れてしまう可能性が高い。

　2つ目は，一般病院における精神科患者の受け入れの問題が考えられる。これは，精神医療や精神疾患をもつ人の理解に向けた普及啓発の問題といえるかもしれない。一般病院における治療の受け入れが円滑に行われない理由の1つは，医療者の精神疾患をもつ人に対する理解の不十分さではないだろうか。ときに医療者は，患者の健康

な側面よりも問題に着目しやすいといった傾向がある。実際に治療中に精神症状が悪化し、安静が保てないことや、病識が乏しく指示が通じにくい状況になることもある。特に、精神科病院に長期間入院していた患者は新しい環境に適応しづらく、さまざまな精神症状を呈することから、地域の支援者が対応に苦慮し、肯定的な印象をもつことが難しい場合も多い。そうした医療者の無意識的な先入観や偏見から、身体的な問題で一般病院を受診しても、なんらかの理由で精神科病院を紹介されるが、やはり精神科では身体面への対応は難しいということになり、さらに他病院を紹介される。結果的に、たらい回しの状態となってしまい、受診先や受け入れ先が見つからない状況に陥る可能性がある。

　3つ目は、地域における支援者の課題が考えられる。地域での生活を支える支援職は、福祉系の専門職として働いている、あるいは医療や福祉の知識を学んでいないという人もいる。医療的視点が十分に訓練されていないことから、身体的な変調の発見が遅れて重症化してしまう、もしくは発見されないこともあるかもしれない。また、地域での支援も長い時間を経て、家族のように関係を深めていれば、最期まで人生の伴走者として、寄り添い続けたいと考える支援者もいるだろう。しかし、長く支えてきた支援者が高齢となることで、病院への相談や連携がしたいと思いつつも、スムーズにいかず、地域で抱えてしまうといったことが起こり得る。さらに、支援者自身の体力の衰えや身体的な介助が必要となるなかで対応する時間をとれない、住まいの立地や建物の構造上の問題などが出てくる。

　精神疾患をもつ人，特に長期入院の人を地域で看取るには，医療者中心の立場を脱却し，地域に主眼をおいた視点で患者をとらえ直すこと，本人の価値を中心にすえた観点から最善の看取りを考えていくことが重要になる。精神疾患をもつ人にとっても，最期をどこで過ごすかという選択肢の1つに地域での看取りがある。本人が望む生き方（逝き方）を地域で支えるためには，1つ1つの事例から学び，どのような連携や体制があれば可能になるかといった課題の抽出や対策を講じていくことが，今後ますます求められるのではないだろうか。

　本章では，地域における看取りを考えるための好事例を紹介する。

【引用・参考文献】

厚生労働省（2019）：人口動態調査（死亡の場所別にみた年次別死亡数百分率）https://www.e-stat.go.jp/stat-search/files?page=1 &toukei＝００４５００１１＆tstat=000001028897（最終閲覧2021年1月15日）

厚生労働省（2017）：医療と介護の連携に関する意見交換（第1回）議事次第 資料-2参考1，31.

病院―地域連携における看取りの実践
―退院支援からの報告

　社会医療法人新和会宮古山口病院は，岩手県宮古市にある340床の精神科病院である。筆者が所属する地域生活支援室は，病棟には属さず院内の一室で退院支援・調整，地域連携，断酒プログラムを主に行っている。2016年から精神科急性期治療病棟Ⅰの算定に伴い，3か月の期間で効果的な退院支援が進むよう調整をはかる役割も担う。

　3か月での退院をめざして関係機関との連携を調整するが，当地域も例外ではなく，65歳以上の高齢の方の支援が多くなった。地域生活支援室は，医療相談室との業務と重なる部分が多く，文字どおりの内部調整が必要になる。どちらが何をするという線引きはなく，双方が確認しながら支援と連携を進めている。

　退院支援，退院調整にかかわる部署として，地域との連携は欠かせない。この太いパイプがあることで病院から地域への移行がスムーズになり，地域から病院への移行（入院）でも橋渡しが可能になっている。地域へ送り出す患者の高齢化が進み，65歳以上であれば介護保険が優先され，地域包括支援センターとの連携が必須である。支援対象者が高齢者である以上，必然的に在宅での看取りの需要が増えている。

事例紹介―連携のきっかけとなった山口さん

　山口さん（仮名，統合失調症，男性）は，10年以上入院しており，

筆者が出会ったときにはすでに70歳を超えていた。最初の印象は，年齢よりもずっと若く見えて，姿勢よく背筋がピンと伸びて，自分のことは滞りなくできる方であった。問題は，高血圧なのに塩分を好み，看護師に醤油の使いすぎを指摘されていることくらいだった。

　山口さんが精神科病院で入院を継続する理由が見つからず，筆者から退院を働きかけたときに「自信がないから……」と話された。そこで，退院調整プログラム（小成，2014）に参加してもらい，症状のこと，薬のこと，社会資源のことなどを退院調整看護師と共有した。山口さんが希望する退院先は，自宅であることを確認した。もともとの自宅は東日本大震災の津波により被災していたことから，精神保健福祉士とともに災害公営住宅への退院を勧めても，「自信がない」という反応は変わらなかった。しかし，実際に災害公営住宅を見学すると，立地条件も含めて「ここで暮らしたい」と意識が変わった。災害公営住宅を申し込んだ結果，入居可能となり，数回の外泊体験を経て10年を超える入院生活から脱却することができた。

　退院するにあたり，山口さんのセルフケア，ADL（Activities of Daily Living：日常生活動作），IADL（Instrumental Activities of Daily Living：手技的日常生活動作）のすべてが自立しており，介護保険の適応にならなかった。元気な高齢者だったのである。退院に際して地域の相談支援事業所や地域の支援者の情報を提供したが，山口さんはことごとく受け入れず，外来通院のみを了承した。いままでの生活の経験が自信となり，以前の生活を再構築しているようにみえた。

　退院から約4か月後，山口さんが災害公営住宅の自宅で亡くなっているのを，担当のケアマネジャーが発見した。発見までに3日が経過していた。社会福祉協議会の担当者が災害公営住宅に住んでいるほかの利用者を訪問したとき，山口さんが体調を崩しているという情報があった。その情報を市役所の介護保険課に連絡し，行政からケアセンターへ依頼してケアマネジャーが訪問したという経緯だった。この間，外来受診の予定があり当院からも連絡していたが，電話には出なかった。

　入院中に担当していた精神保健福祉士は，元気な山口さんを街でみかけても声をかけるわけではなく，そっと見守っていた。なぜならば，病院職員がかかわらなくても十分地域のなかに溶け込んでいたからである。とはいえ，病院にフラッと来ては精神保健福祉士に対して「恩人！　恩人！」と声をかけていた。山口さんは，自由を手にしたように生き生きしており，精神保健福祉士は「やっぱり，退院してよかった。けれども高齢だから健康には十分気をつけてほしい……。血圧の薬をちゃんと飲んでいるのだろうか」と気になっていた矢先であった。しかし，このような結果になったとしても，筆者たちの統一した見解は「退院してよかったんだ，地域で亡くなることができたんだ」ということである。

　とはいえ筆者は，山口さんの訃報を聞いて驚き，こうなる前にどうにかならなかったのかという後悔や地域での支援に対する不甲斐なさを覚えた。

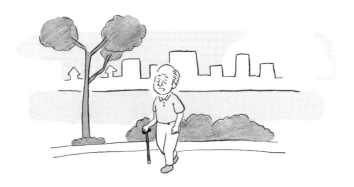

　このとき地域包括支援センターから「なぜ，山口さんのような方が
退院をするのに私たちに事前の情報がなかったのか」と責められた。
山口さんは，地域生活に関する制度の利用を拒み，関係機関への連
絡はしないでほしい，外来通院だけで経過を見てほしいという意向
で，約束を優先したと伝えた。行政は，立場上，市民を把握する意
味でも連絡がほしかったと主張し，地域包括支援センターは，長期
入院で65歳以上の方が単身生活をするのであれば，ご本人の意向も
大切にしなければならないが，見守る体制も整えなければならない
というさまざまな見解が混在していた。

　意見が合致しないことから，これを機に地域の連絡会を立ち上げ
ることを提案した。病院と地域包括支援センターとの情報共有の場
である。

　第1回の連絡会では，山口さんへの対応をテーマとし，かかわった
当院の精神保健福祉士とともに参加した。連絡会の内容は，いまま
での経緯の確認となり，一通り，状況の確認が済んだところで今後
の対応を検討した。

　結論は，精神科病院からの65歳以上の退院者で，長期入院から単

身生活をされる方は，サービス利用の如何を問わず，地域包括支援
センターに連絡をすることとなった。本人がサービスの利用を望ま
なければ介入はできないにしても，1人でも多くの支援者がいること
で緊急時を含めて対応の幅が広がることが期待できるからである。

　連絡会は，2か月に一度のペースで開催し，必要時には連絡をとり
合うこととした。開催回数を重ねるごとに，地域包括支援センターか
らの相談があり，精神に障害をもつ方の対応について話し合えるよ
うになった。このように，顔が見える連絡会がつくられ，山口さんの
死が精神科病院と地域の連携をより強化するための教訓となったの
である。残念ながら，当地は連続した災害に見舞われて，行政は被
災地の対応に追われてしまい連絡会は休止を余儀なくされたが，大
きな一歩が始まった。いずれは，地域の医療機関と行政との連絡会
に拡充することを検討している。

看取りにおける精神科病院—地域の連携とは

1）地域で看取りをサポートする

　退院支援をするにあたり，地域生活をサポートすることが必要で，
それには看取りも避けてはとおれない。

　ある精神科のグループホームを利用している宮古さん（仮名，男
性）は，こう話していた。「俺はね，74（歳）なんだ。実家には『戻っ
て来るな』って言われていて，電話もかけるなって。けどね，いまの
生活が最高に幸せだ。グループホームには一緒に暮らしている人た
ちがいて，全然さびしくないしね。最高だ。そしてね，俺はある日，
眠ったまま死ねるといいって思うね。別の施設には行きたくないね」

　30年以上入院していた秋田さん（仮名，女性）はグループホームへ
退院した。秋田さんは「無理やり退院させられる」と話していたが，
退院1週間後に会うと「グループホームは最高です！　みんなやさ
しくて，ご飯がおいしくて。退院してよかった！」と笑顔で教えてく
れた。

　このように，宮古さんも秋田さんも，明らかなのは精神科病院は
いるべき場所ではなかったということである。筆者は，2人ともこれ
からの人生を地域で満喫し，いずれ訪れる看取りのときに「ここにい
られてよかった，ここで死ぬことができてよかった」と思えるような
地域での支援を提供していきたいと考えている。筆者は長期入院患
者の退院調整をする場合，「本来いるべき場所に戻ってもらい，そこ
で過ごすことを援助する」という看護観をもって支援をしている。そ
れは事例として紹介した山口さんや宮古さん，秋田さんの語りを聴
き，生活をともに考えることで教えてもらったことでもある。

　退院支援は，退院がゴールではない。その人が本来いるべき場所
に戻って人生の終焉までの支援も含めた絶え間ない働きかけが本来
あるべき支援であり，地域生活を支援する者にはその人の最期まで
を看護する覚悟が必要である。

2）地域で働く看護師のメンタルヘルスの重要性

　本稿の執筆にあたり，訪問看護ステーションのスタッフに看取り
の体験について教えてもらった。訪問看護を利用している家族から
「呼吸がおかしい」と電話がありかけつけると，すでに危篤状態だっ
た。かかりつけ医に連絡して，臨終が告げられるまで本人と家族に
寄り添い，支援が終了したのだという。

医師が来るまでの間にできることは何か。土地柄，救急車やかかりつけ医が来るまでには時間がかかる。病院での看取りは，同じ病棟の看護師・看護補助者・多職種の仲間がいて，死にゆくプロセスや必要な介入，時には不安や愚痴をリアルタイムで語り合うことができるが，訪問看護師はその感情をステーションまでもち帰らなければならない。

　訪問看護師が体験したのは，回復することのない看取りまでのなんとも言いがたい時間であった。このときのことを彼女は，「つらかったです」と語った。自分1人で何ができるだろうか，利用者のそばにいることだけでよいのだろうか。精神科病院で看取りが増えているといえ，死後処置の経験が豊富な看護師は多くはない。地域で看取るということは，このような看護技術も今後必須になるだろう。病棟で生じていた看取りへの不安は，地域でも同様に生じる。

　看護師だけでなく地域で支援している関係者の多くが，このような感情を抱いている。おのおのの専門職としての役割と責務から，さまざまな感情がわくのである。山口さんに対応した地域包括支援センターの職員も，間接的だが死に触れている。だからこそ，長期入院患者を地域のなかで看取るプロセスの共有と，連携をはかることが，今後ますます重要になると思う。

【引用・参考文献】
小成祐介（2014）：宮古山口病院地域生活支援室における地域移行とアルコール依存症サポート．精神科看護，41（3），59-65.

「最期は自宅で」
―患者の希望を叶えるための地域連携とは

　医療法人社団健仁会船橋北病院（以下，当院）は千葉県にある458床の精神科病院である。筆者は，看護副部長として看護教育と感染対策を担当し，精神科認定看護師（退院調整領域）として訪問看護を含めた外来部門の管理を担っている。当院でも長期入院患者の高齢化と身体合併症の併発の課題による看取りと，認知症患者の受け入れ増加による看取りの課題がある。

　「精神科病棟での看護」と「地域連携室による訪問看護」の双方の経験をもとに振り返り，病院―地域連携における看取りについて考えてみたい。

事例紹介―自宅での看取りを希望した斉藤さん

　斉藤さん（仮名，統合失調症，66歳，男性）は，16年にわたる長期入院であったが，退院支援を試み，精神科訪問看護を導入して民間アパートに退院となった。斉藤さんには飲酒の問題があり，飲酒による転倒で一般病院に救急搬送されたり，連続飲酒により生活が破綻し，解毒と休息目的で当院へ短期入院をくり返すことはあったが，それでもなんとか地域で生活を送ることができていた。

　あるときホームヘルパーが自宅で歩けなくなっているところを発見し，当院に入院となった。下血がみられ，血液検査のデータから異常値が発見されたため直腸がんが疑われた。

　専門病院で再度検査をしたところ直腸がん（ステージⅢ期）が発見

された。斉藤さんは意思表示や意思決定ができると判断され，身寄りのいない斉藤さんへの告知は退院支援や訪問看護師として長年かかわっていた筆者が同席した。医師から，手術をしても完治は難しいこと，転移の可能性も高く長生きは望めないこと，ホスピスや緩和ケアの選択もあることがわかりやすい言葉で告げられた。

地域連携の実際

1）担当者間の連携

斉藤さんは，「死にたくないよ，手術するよ」と強く治療を望み，手術を受けることになった。身寄りがないため，現在かかわっている担当者（地域包括支援センター，デイケア，生活保護担当者，民生委員，アパートの大家など）へ連絡し，本人の同意のもと，情報共有を行った。

同時に，消化器外科病棟の担当看護師に対して，斉藤さんの性格やかかわり方のポイント，困ったときの対処方法，夜間の睡眠状況，頓服薬の使用の方法などを具体的に伝えた。さらに複数の看護師の前で斉藤さんへの対応の方法やコミュニケーションの手本を見せ，疾患や対応への安心を感じてもらった。そして，筆者が面会に来る日を伝えるようにした。一般病院では精神科リエゾンチーム加算が認められているが，まだまだ算定できる病院は少ない。斉藤さんのように統合失調症であることや，精神科病院に長期入院していたという情報で差別偏見の対象になりやすい。精神科看護師と身体科看護師が互いにコミュニケーションをとり合うことで斉藤さんの治療が効果的に進むよう意図的に看看連携をはかった。

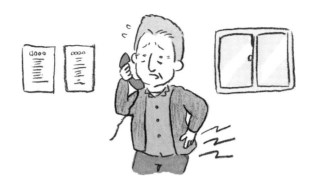

　入院後の斉藤さんは,「お金がなくなったから銀行でおろしてきて
よ」「食べ物買ってきてよ」と無理な要求もしたようだが,上手な介
入によって手術に無事臨むことができた。術後の経過は良好だった
が,転移もあり,余命は長くても半年程度ではないかと医師から斉藤
さんと筆者に説明があった。ただし,手術したことで治癒したと思
い込んだ斉藤さんは余命のことなど気にしていない様相であった。

　いつ予断を許さない状態になるかわからなかったため,下記の機
関と連携を強化し,その窓口を当院の地域連携室とした。

- 精神科医療 (精神科病院, デイケア, 精神科訪問看護)
- 身体科医療 (一般病院, 訪問看護)
- 行政・地域 (地域包括支援センター, 生活保護担当, 民生委員, 大
  家, ホームヘルパーなど)

2)精神科病院と地域関係者の連携

　精神科病院の退院後から関係があった在宅介護支援センター, 地
域包括支援センター, ホームヘルパー, 行政らと当院の医師や相談
員とともに, 斉藤さんの自宅で定期的にケア会議を行い, 課題解決

に向け，本人も含めたそれぞれの役割，緊急時の対応方法などを何度も話し合い，確認した。斉藤さんには疼痛があり「腰が痛いから湿布を持ってきてくれよ」と苦しそうな電話が頻繁に地域連携室にあった。

訪問看護師は身体症状と精神症状の確認などホームヘルパーと連絡ノートで情報共有を行っていたころ，だんだんと自分で動くことができなくなり，自宅での生活が難しくなってきたことがわかってきた。

身体科医師からも臨終が近いと告げられ，ケア会議のなかで関係者の意思を確認した。主治医や信頼のある担当者から緩和ケア導入をもちかけたが，斉藤さんは最期まで自宅で生活することを望んだ。斉藤さんの願いを叶えるためにも，24時間対応の訪問診療・訪問看護ステーションの導入を提案した。

そのときの余命は1か月ぐらいだろうと言われていたが，筆者にできることは，斉藤さんの望みをかなえるため本人が安心して最期まで生活できるよう関係機関と連絡・連携をとっていくことだけであった。斉藤さんの頻繁な電話は1日数回であったのが1〜2回となり，1週間に3〜4回と減っていたのは臨終が間近であるとわかった一方で，電話があるうちはまだ生きているという安堵もわいていた。

3）看取り時の状況とその後（地域関係者との連携）

24時間対応の訪問診療・訪問看護ステーションを導入したが10日たらずで，昨日の夜中の訪問時に亡くなったと訪問看護師から報告を受けた。

行政側からは「身寄りがないためこちらで死亡届を出し，火葬す

る」という淡々とした連絡を受けた。あっけなく訪れた斉藤さんとの別れだった。もし入院していたら看取りまでそばにいられたのに，1人でさびしく逝かないでよかったのに，という気持ちがあふれ出た。それでも自宅で死ぬという希望を叶えることができたという筆者の自己満足がないと，前に進むことができなかった。看取りまで関係をもった各関係者らと斉藤さんのデスカンファレンスを実施し，振り返りを行いたかったが，叶うことはなかった。

看取りについて考え続けること

1) 意思決定に対する各書類の取り扱いと連携

精神科病院入院中の患者の看取りとして，本人が身体的治療を望んだ場合，一般病院との連携は欠かせない。抗がん剤の治療，人工透析，酸素療法など，長期にわたる身体疾患の支援もしながら，将来訪れる終末期にも介入しなければならない。

長期入院患者は，重要他者の不在，治療への同意の問題などから，身体的治療および看取りの場面に必要な意思を決定していく手順として，書類のやりとりが必要となり，その代行・付き添いを病棟の看護師が一緒に実施することがある。斉藤さんも「死にたくない」と治療を希望した。身寄りがないため，転院時の入院の手続きや手術の説明・同意，承諾書については，あらかじめ主治医や病院長と相談して決めていた。そして受診に付き添うスタッフには，この手順を説明しておく必要があった。なぜならば，説明・同意，承諾書への代筆は付き添うスタッフにとって精神的負担がかかることと，保護者役割を担うことまで責任を負わせられないからである。

2）自宅での看取りを希望したときの連携サポート

　自宅での看取りを希望した際，本人が安全・安楽に安心して生活できるよう，病院と地域（行政や在宅支援サービス機関など）と連絡・連携をとり，本人も含めた各職種の役割，緊急時や今後の対応方法などを何度も話し合い，確認していくことが必要である。

　斉藤さんのように疼痛が出始め，いままでの支援では対応できなくなったときは，どの適切な機関につなげればよいのか，どのタイミングで引き継ぐことが重要なのか，それには誰に依頼すべきなのかを状況に応じて見はからいながら，リアルタイムに調整することが必要である。

　看取りという，刻々と状況が変化する局面において最善の連携ができるよう，窓口の役割は俯瞰的に事例を見つめ，予測されることにすぐさま対応できるようアンテナを張っておくべきである。夜間や休日はどうするのか，家の鍵が閉まりきって入れないときはどうするのか，豪雨が多い地域では災害時の対応まで考慮して，退院支援で活用した人脈・資源・情報をフルに活用することが望ましい。

　実は，24時間体制の訪問診療・訪問看護サービスにつなげたときに，当院からの訪問看護は中止となった。斉藤さんのために何が必要かを考えたときには，適切な機関につなぐことのほうが重要だと感じたのである。とはいえ筆者は，多くの人が斉藤さんに介入することは疲労へつながるのではないかという思いもあった。しかし，かかわりたいという葛藤をもちつつも，この先は身体科の役割であると必死に割り切っていたのである。最期の介入の場では，自分の存在が直接ケアから間接ケアになり，自分の手から離れていくさびしさを感じていた。

　精神疾患をもつ人を地域で看取ることが今後は増えていく。長期入院であった患者が地域生活をして，地域で亡くなっていくのである。幸せな最期を迎えられるときまで，きちんと寄り添えたか，本人の本当の気持ちはどうだったのか，支援者だけが満足していないか，そのことを考え続けていくことが大切なのだと思う。そのためにも今後，精神科病院と地域支援者との看取りの連携，そしてデスカンファレンスの開催ができるように働きかけていくことが筆者の役割である。そして，斉藤さんから学んだ精神に病をもつ人の「看取り」と「生きる」に対する看護師としての使命を伝えていくことも役割であると感じている。

【引用・参考文献】
大永慶子，浅見洋（2018）：精神科病院で最期を迎える精神疾患患者への看取りケアについて．石川看護雑誌, 15, 83-97.

グループホームでの看取り

　精神障がい者の地域生活を支援する施策として，1990年代からグループホーム（共同生活住居）が整備された。2000年代の「入院医療から地域生活中心へ」の施策によって，グループホームは精神科の社会的入院患者の退院先として，入居期限のない住まいと支援が提供されてきた。ところが，入居者が単身生活へ移行できないまま高齢化し，身体機能の衰えや身体疾患を併発する状況が生じている。

　2018年に神奈川県横浜市のグループホームを調査したところ，65％が入居者の身体疾患による入院対応を経験し，51％が入居者の死亡を経験し，その死因は身体疾患によるものがもっとも多いことが明らかになった。これまで精神障がい者のグループホームは，身のまわりのことが自立して行え，生活能力が維持された人の住まいだった。しかし入居者が高齢化し，また身体疾患を併発すると，入居者の受診同行，疾患管理，日常生活援助などの介助が必要になる。身体疾患や身体機能低下によって必要となる支援内容が多岐にわたり，今後はさらに個別性の高い支援が求められることが想定される。

　状態によっては，介護や看護などの専門的な知識や技術が求められ，24時間体制での見守りが必要となることもある。しかし，その専門の診療科や病院において，精神障害をもつ人の受け入れがスムーズにいかない現状もある。それでも本人が住み慣れた場で仲間や職員とともに過ごしたいと望めば，その意向に応えるために職員が身体疾患への知識や技術を学びながら，限られた人員のなかで，工

夫を重ねて最期をグループホームで看取るという選択もある。

　ここでは，地域で暮らす精神障がい者の看取りの場として，グループホームにおける対応事例を紹介する。これは本書のために提供いただいた事例を加工したものである。

事例1—グループホームで看取られた八木さん

　八木さん（仮名）は，肺がんのため60歳で亡くなった。大学を卒業して就職したが，20代で統合失調症と診断され，以後，入退院をくり返して，50歳のときにグループホームへ入居した。両親はすでに他界し，家族は疎遠になった弟だけだった。

　3年前の年末に腰の痛みを訴えて受診したところ，坐骨神経痛と言われた。このころは，精神状態が不安定で，思うように動けずにイライラすることが増えていった。日常生活動作が徐々に低下し，翌年の春には立ち上がることすら困難な状態となり受診したところ，肺がんと診断された。入院して手術を受け，その後は抗がん剤治療のため，入院をくり返しながら治療の合間をグループホームで生活した。翌々年の年末に骨折し，再び入院して手術を受けた。そこで医師から今後の治療が奏功する可能性は低く，余命は半年程度だろうと告げられた。次の春，抗がん剤と放射線による治療を終了，肺がんの診断から2年の治療を経て緩和ケアの方針となり，再びグループホームへ戻った。八木さんは，車イスを使用しながら生活していたものの，5月には状態が悪化，6月には寝たきりの状態となり，7月に息を引きとった。

八木さんは、「グループホームで、いままでと変わらない生活をしたい」と望んでいた。生活について、利用するサービスについて、葬儀についても話し合った。八木さんの居室を1階の食堂の隣に移して、みんなが見守れるようにした。そして、近隣のグループホームの職員も八木さんを支えたいと思い、またその思いを法人全体で後押しし、そうした何層にも重なるサポート体制があったことで、その望みを叶えることができた。

八木さんは介護福祉サービスを整えて、グループホームに戻ってきた。65歳前での介護保険利用を申請し、要介護2の認定を受けた。また、障害福祉サービスについては障害支援区分認定の再調査を申請し、身体状態の悪化に伴って区分が4にあがり、ヘルパー派遣など介護を中心とした重度訪問介護（介護給付）のサービス利用を契約した。八木さんは生活保護を受給していたが、支出が少なく預貯金が増えていた。最期は寝たきりの状態だったが、判断能力はあったため成年後見制度は対象とならず、預貯金の管理や現金出納の代行支援が必要となった。そこで、公正証書を作成して、財産管理委任契約と死後事務委任契約を行い、任意代理契約によって金銭出納などを代行できるようにした。

八木さんの日用品などの買い物を代行し、嚥下の状態にあわせて食料を刻み、トロミをつけた食事をつくった。臥床が長くなり、起

きあがるだけでも顔色が悪くなってしまうため，介助しながら身体を起こして，座位になる時間をつくった。痰が出ても医療職でないグループホームの職員は吸引を行うことができない。そこで吸引器を設置して，自分で吸引できるようにした。

ほかの入居者にも支えられていた。動けなくなった八木さんのためにほかの入居者が配膳を手伝い，夜間や早朝の職員不在時には八木さんに代わって職員に電話をかけるなど，仲間の助けを借り，八木さんがグループホームで過ごせるようにみんなで工夫した。

このグループホームは，夜間は職員が輪番で電話対応する体制だったが，いよいよ最期が近づくと，夜間も職員がグループホームに残って八木さんを看た。そこにほかのグループホームの職員が順番で夜勤に入るなど，職員同士を支えるようになった。

徐々に身体の状態が悪化していくなか，往診医，訪問看護師の助言を得ながら，血圧を測り，尿量や排便を確認し，食事を介助し，最期までグループホームでの生活を支えた。八木さんの人生の最終段階を本人の希望にそって過ごせるようにと願う多くの人の支えによって成り立ったと言える。

事例2—地域と病院に支えられた南さん

南さん（仮名）は，中学校を卒業すると親元を離れて奉公に出された。20代で統合失調症を発病した後，仕事を転々としながら通院し，このグループホームの開設初期に入居して以来，約12年間をこのホームで過ごした。いつも明るくみんなを和ませる性格だった。

3年前に前立腺がんと診断され，内服による抗がん剤治療が始まっ

た。足のだるさを訴え，歩行がおぼつかなくなり，転倒することが増えた。治療開始から2年，化学療法による抗がん剤治療のため，2週間入院した。

このころ，骨転移が広がり余命1年程度と告げられた。もともと内服していた向精神薬の副作用のほか，70歳を過ぎて体力が衰え，抗がん剤によるだるさもあり，生活への影響が出るようになった。南さんが入居していたのはサテライト型のホームで，南さんは自炊していたのだが，生ゴミが散乱するようになった。鍋を火にかけたまま通所施設へ出かけて危うく火事を起こしそうになったり，水道を出したまま眠って3階から1階まで水漏れさせてしまったりした。居室の3階から階段を転げ落ちてけがをしたこともあり，ベッドや手すりなどの環境を整えて，居室を3階から1階に移動した。最期は，グループホームで倒れて入院し，緩和ケア病棟で亡くなった。

1）南さんの希望を叶える計画

余命1年と伝えられた南さんは「ここで死ねたらいちばんいい」と，グループホームでの生活を続けることを希望していた。そしてもう1つの希望として「故郷の群馬に帰りたい」と話していた。中学卒業と同時に奉公に出された南さんにとって，長く過ごしたグループホームが家であり，同時に故郷への想いも南さんの人生を物語っていた。

歩行が困難となって階段を昇降できなくなった南さんがグループホームでの生活を続けられるように，1階の交流室の一角に居室をつくった。また，南さんの希望を叶えるために，グループホームの行事として群馬への一泊旅行が企画された。南さんは痛みがありながらも無事に故郷を巡ることができた。

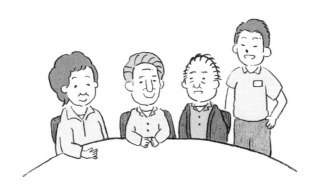

2) サービス利用の調整

　南さんの支援体制を整えるために，さまざまなサービス利用が検討された。介護認定の再調査を受けて要介護2となり，介護保険による福祉用具利用で介護用のベッドをレンタルし，居室に手すりをつけた。週2回のデイサービスで入浴介助や食事などを整えた。

　障害支援区分は2で，ヘルパーの派遣を受けられなかったが，グループホームの世話人としてヘルパーの資格のある職員を非常勤で雇い，家事援助を補った。

　南さんが緊急入院してから3か月が過ぎ，生活保護費の住宅扶助が打ち切られることになっても，グループホームに戻れるようにと，契約を解除せずに退院を待つこととなった。

　緩和ケアで転移した部位の痛みをコントロールしながら徐々に意識が低下していくことが見込まれたことから，南さんの金銭管理について，本人が意思表示できるときに行政書士が病院へ出向き，公正証書を作成して財産管理委任契約と死後事務委任契約を行い，職員が金銭管理を代行するように契約を交わした。

　南さんは退院してしばらくグループホームで過ごすことができたが，最期を緩和ケア病棟で迎えた。状態が悪くなって緊急入院となり，その後緩和ケア病棟に移ることとなった。入院してもグループホームでの暮らしが途切れないように，グループホームの職員が南さんを支え続けた。治療開始から約3年，職員が抗がん剤治療の通院に同行した。体調不良時に入院する可能性について，病院の医療ソーシャルワーカーとグループホームの職員との間で事前に打ち合わせていたことで，入院の受け入れがスムーズに進んだ。

　入院してからは，南さんがさびしい思いをしないよう週に3〜4回面会に行き，緩和ケア病棟へ移ってからは職員が病室に泊まって，病院のスタッフとともに入浴も食事も介助した。グループホームの入居者が面会にやってきて病室で一緒に過ごした。

　最期は，夜中に状態が悪化し病院からの連絡で職員が駆けつけ，職員に見守られるなかで息を引きとった。

グループホームの看取りにおける課題

　グループホームの職員は，身体的な介護の専門職ではなく，また精神障害対応のホームでは，夜間は職員が常駐しない体制も多い。現行の制度のなかで入居者の高齢化や身体疾患の併発に対応するのは容易ではない。それでも，この2つのグループホームでは，人生の最終段階をともに過ごすという選択をした。

　グループホームの職員や入居者との間には，一緒に過ごした日々で培われた関係性があり，情があるからがんばれたという側面もあ

る。しかし，周囲の善意に頼るインフォーマルな支援体制が常態化すれば，いずれ立ちゆかなくなる。長期入院患者が最期を地域で過ごしたいと希望しても，高齢で病気があり，介護や看取りの対応を迫られる状態で，グループホームに新規で受け入れることは現実的ではない。また，八木さんは数か月，南さんは１年と余命を伝えられて緩和ケアの方針となり，限られた期間であったことで支援をやり遂げることができた。これが終わりのみえないまま長期化する，あるいは次々と終末期の対応を迫られる状況になれば，職員が疲弊してしまう。既存の介護や福祉のサービスから抜け落ちてしまうところを，個々の職員や施設のもち出しで対応することも同様だ。

　グループホームでは入居者が高齢化し，いずれ看取りに対応しなければならないときが来る。医療機関は精神疾患と身体疾患とをあわせもつ患者に対応できるように準備しておかなければならない。訪問看護や医療機関からグループホームの職員への相談対応，具体的な身体ケアの技術支援，緊急時の連携などが求められる。本人が住み慣れた地域で人生の最終段階を過ごし，本人の望むかたちでの看取りを提供できるように私たちは何ができるだろうか。

【引用・参考文献】

池邉敏子，内山繁樹，大友勝（2016）：精神障がい者グループホームの高齢化ならびに介護・看取りの実態．千葉科学大学紀要，9, 233-241.

内閣府（2008）：平成20年版高齢社会白書. https://www8.cao.go.jp/kourei/whitepaper/w-2008/zenbun/20pdf_index.html（2021年1月10日最終閲覧）

松下年子，田辺由理子，相生敏行（2019）：横浜市精神障害者地域生活支援連合会2018年度受託研究 横浜市のグループホームにおける精神障害者の高齢化に関する実態調査報告書.

精神に病をもつ人の看取り
──その人らしさを支える手がかり

2021 年 2 月 5 日　第 1 版第 1 刷発行

編著者　田代 誠・石田正人・田辺有理子・白石美由紀
発行者　水野慶三
発行所　株式会社精神看護出版
　　　　〒140-0001　東京都品川区北品川 1-13-10
　　　　ストークビル北品川 5F
　　　　TEL 03-5715-3545　FAX 03-5715-3546
印　刷　山浦印刷株式会社
装丁・本文レイアウト・カバーデザイン・イラスト／佐々木崇典

Printed in Japan　ISBN978-4-86294-066-7 C3047　©2021　精神看護出版